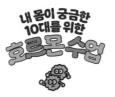

내 몸이 궁금한
10대를 위한
호르몬 수업

내 몸이 궁금한 10대를 위한 호르몬 수업

초판 1쇄 발행 2024. 5. 10.

글쓴이 박승준
그린이 마현주
발행인 이상용 이성훈
발행처 봄마중
출판등록 제2022-000024호
주소 경기도 파주시 회동길 363-15
대표전화 031-955-6031
팩스 031-955-6036
전자우편 bom-majung@naver.com

ISBN 979-11-92595-42-9 43510

봄마중은 청아출판사의 청소년·아동 브랜드입니다.

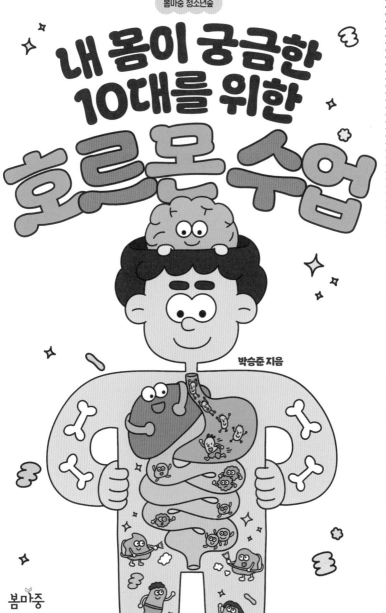

봄마중 청소년숲

내 몸이 궁금한 10대를 위한 호르몬 수업

박승준 지음

봄마중

차례

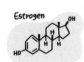

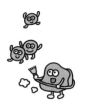
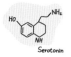

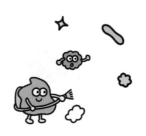

8 성호르몬

9 우리가 스마트폰에 열광하는 호르몬적 이유

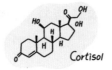

호르몬 탐험을 떠나며

호르몬의 존재가 알려지기 훨씬 전인 1849년, 호기심 많은 독일 의사 아놀드 베르톨트는 호르몬의 작용을 파악할 수 있는 획기적인 실험을 생각해냈다.

양쪽 고환을 다 떼어낸 수탉은 암탉의 꽁무니를 쫓아다니지도 않고 다른 수탉과 싸우지도 않았다. 하지만 한쪽 고환이 남아 있는 수탉은 여전히 암탉과 짝짓기를 하고 다른 수탉과의 싸움도 피하지 않았다.

베르톨트는 고환을 제거한 수탉의 배에 떼어낸 고환을 다시 이식해 보았다. 그랬더니 놀랍게도 수탉은 다시 암탉을 따라다니며 짝짓기를 시도하는 것이었다.

그가 수탉을 해부해 보았더니 이식된 고환 주위에는 새로운 혈관이 생겨 있었다. 그는 이 실험의 결과를 이렇게

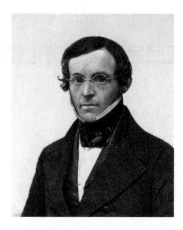

호르몬에 관해 최초로 과학적 연구를 한 아놀드 베르톨트

발표했다.

"고환은 행동에 영향을 미치는 어떤 물질을 혈액으로 분비하고, 그 물질은 혈관을 타고 이동해 특정 장소에 도달해서 작용한다."

호르몬에 관한 최초의 과학적 연구는 이렇게 시작되었다.

영국의 생리학자 어니스트 스탈링은 윌리엄 베일리스와 같이 진행한 1902년의 연구를 통해 소화관 근처의 신경을 모두 절단한 개의 췌장에서도 소화효소가 분비되는 것을 발견했다. 이 연구 결과는 신경계만이 소화효소의 분비를

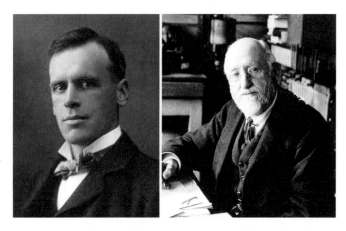

최초의 호르몬 세크레틴을 발견한 어니스트 스탈링(왼쪽)과 윌리엄 베일리스(오른쪽)

조절한다는 기존의 믿음을 뒤집은 것이었다.

그들은 혈관을 통해 전달된 어떤 물질이 소화효소를 분비하게 했다고 생각했고, 이것을 '세크레틴secretin'이라고 이름 지었다. 신경과 관련이 없는 화학물질이 췌장의 소화효소의 분비를 촉진한다는 발견은 당시 과학계에 엄청난 충격을 안겼다.

스탈링은 세크레틴을 발견한 3년 뒤인 1905년 '호르몬'이라는 용어를 처음으로 사용했다. 호르몬은 '자극하다'라는 뜻의 그리스어인 'hormao'에서 온 말로, 내분비 기관

등에서 만들어져 혈액으로 분비되는 화학물질을 말한다. 호르몬은 신체의 균형을 유지하기 위해 각 기관을 자극하고 정보를 전달한다. 말하자면 호르몬은 우리가 보낸 편지나 우편물을 전국 방방곡곡으로 전해 주는 집배원과 같은 존재다.

호르몬은 우리 몸의 신진대사, 생식, 수면, 기분, 면역기능, 임신과 수유, 모성과 부성, 남자와 여자의 성적 특징의 발현 등을 조절한다. 즉 호르몬은 우리의 모든 행동을 설계하고 통제한다. 우리의 행동뿐 아니라 기분이나 감정 역시 호르몬의 지배를 받고 있다. 이렇게 보면 호르몬은 우리 몸의 실질적인 지배자인 셈이다.

《나의 문화유산 답사기》의 저자 유홍준은 "사랑하면 알게 되고 알게 되면 보이나니, 그때 보이는 것은 전과 같지 않으리라."라고 말했다. 호르몬도 마찬가지다. 호르몬을 이해하면 우리의 행동을 더 이해할 수 있다. 기적을 빚어내는 미다스의 손처럼 우리의 모든 행동을 지배하는 호르몬에 관한 흥미로운 이야기를 시작해 보자.

---

*이 책의 일부 내용은 네이버 프리미엄 콘텐츠 파트너 채널 〈비만 권하는 사회〉에 연재된 바 있습니다.

1

호르몬은 무엇일까?

호르몬,
넌 누구니?

우리 몸의 기능을 조절하고 통제하는 두 개의 축은 '신경계'와 '내분비계'이다. 두 시스템은 매우 밀접하게 서로 연관되어 작동하지만 몇 가지 차이점이 있다.

신경세포뉴런로 구성된 신경계는 인접한 두 신경세포가 연결된 시냅스를 통해 신호를 주고받는다. 아파트 현관에서 우리집으로 연결하는 인터폰처럼 신경계는 시냅스로 연결된 세포에만 자극을 전할 수 있다. 신경계를 통한 반응은 빠르고 정확한 것이 특징이며 외부 환경과 몸의 상호작용을 주로 매개한다.

반면 내분비계는 호르몬을 통해 신호를 전달하는데, 내분비계의 반응은 주파수만 맞추면 어디서든 들을 수 있는 FM 라디오처럼 더 넓게 전달되고 멀리 위치한 조직과 세포의 기능까지 조절할 수 있다.

호르몬은 어디에서 어디로 갈까?

우리 몸의 잘 알려진 내분비 기관에는 시상하부, 뇌하수체, 갑상샘, 부갑상샘, 췌장, 부신, 솔방울샘, 난소, 고환 등이 있다. 호르몬은 간, 신장, 위, 소장, 태반처럼 관계가 없어 보이는 곳에서도 만들어지는데 이를 모두 합하면 60여

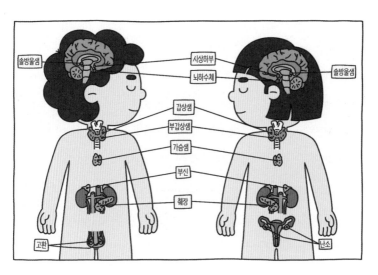

우리 몸의 주요 내분비 기관

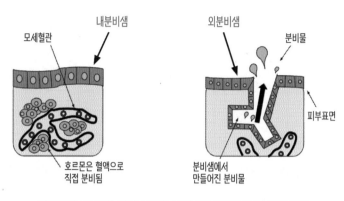

내분비샘은 호르몬을 만들어 도관을 거치지 않고 직접 혈액으로 방출하지만,
외분비샘이 만든 분비물은 도관을 통해 분비된다.

종이 넘는다.

호르몬 주식회사를 운영하는 최고경영자는 '시상하부'이
다. 시상하부는 우리 몸의 주변 및 내부 변화와 정보를 총
괄해 적절한 대응을 할 수 있는 명령을 '뇌하수체'에 내린
다. 명령을 받은 뇌하수체는 부신이나 갑상샘, 난소 같은
호르몬을 만드는 내분비 기관에 그 정보를 전달한다.

내분비계의 분비샘에 의해 만들어지는 화학적 메신저인
호르몬은 도관^{분비관}을 거치지 않고 혈류로 직접 방출되어
혈액을 타고 영향을 미치는 조직으로 운반된다. 혈관은 호
르몬이 이동하는 고속도로인 셈이다.

호르몬은 목적지에 도달할 때까지 아주 먼 여행을 한다. 우리 몸에 존재하는 모든 혈관을 한 줄로 이으면 길이가 10만 킬로미터가 넘는데, 이것은 지구를 두 바퀴 반이나 돌 수 있을 정도의 길이다. 호르몬의 여정이 얼마나 긴지 알 수 있다.

하지만 모든 호르몬이 분비된 후 혈액으로 들어가 혈관 고속도로를 타고 이동하는 것은 아니다. 일부 호르몬은 멀리 떨어진 조직에 영향을 미치지 않고 주변의 세포에만 작용하기도 한다.

호르몬 식구들

우리 몸에서 만들어지는 많은 호르몬은 구조에 따라 크게 두 가지로 나눌 수 있다.

첫 번째는 단백질의 원료인 아미노산이 여러 개 모인 긴 사슬로 이루어진 호르몬으로 '펩타이드 호르몬'이라 불린다. 인슐린, 글루카곤, 시상하부호르몬, 뇌하수체호르몬 등이 여기에 속한다. 이 호르몬은 수용성이기 때문에 혈액에 녹아 자유롭게 목적지까지 이동한다. 단백질은 먹으면 소화관에서 단백분해효소에 의해 다 소화되어 버린다. 따라서 펩타이드 호르몬도 먹어서는 효과가 없고 혈액 속에 직접 주사해야만 한다.

이 때문에 당뇨병 치료제인 인슐린은 반드시 주사로 투여해야 한다. 만약 인슐린을 먹는다면 아무런 역할도 하지 못하고 배설되어 버린다.

두 번째 그룹은 콜레스테롤을 원료로 만들어져 지방과 성질이 비슷한 '스테로이드 호르몬'이다. 대표적인 것은 성호르몬과 부신피질호르몬이다. 기름과 물이 섞일 수 없듯이 스테로이드 호르몬은 혈액에 녹지 않는다. 스테로이드 호르몬이 혈관 속을 이동하려면 타고 갈 버스가 필요한데 이 버스 역할을 하는 것이 결합 단백질이다. 스테로이드 호르몬은 결합 단백질에 몸을 의지해 원하는 목적지까지 도달한다. 펩타이드 호르몬과는 달리 스테로이드 호르몬은 장에서 잘 분해되지 않으므로 먹어도 효과를 볼 수 있다.

호르몬의 작용 방식

호르몬은 혈액에 섞여 이동하므로 혈관이 닿는 곳이라면 어디든 갈 수 있다. 하지만 모든 세포가 호르몬에 반응하는 것은 아니다. 마치 꼭 들어맞는 열쇠와 자물쇠처럼 어떤 특정한 호르몬은 어떤 특정한 세포에만 영향을 미칠 수 있다. 이 세포에는 그 호르몬과 특별히 결합하는 '수용체'를 가지고 있기 때문이다. 이 세포들을 일컬어 '표적세포'라고 부른다.

호르몬은 어떻게 작용할까?

호르몬이 어떤 세포에서 작용을 나타내기 위해 꼭 필요한 것이 수용체이다. 호르몬은 표적세포의 수용체와 결합

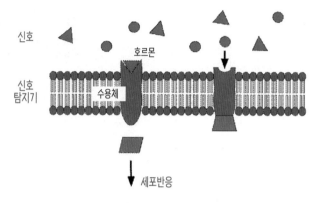

수용체는 호르몬이 가진 신호를 탐지해 세포 반응을 유도한다.
호르몬과 특별히 결합하는 수용체를 가진 세포를 표적세포라고 부른다.

해 다양한 작용을 한다. 즉 수용체는 호르몬이 가진 신호를
감지하는 탐지기의 역할을 한다. 호르몬이 수용체에 결합
해 호르몬-수용체 복합체가 활성화되면 일련의 복잡한 과
정을 거쳐 세포 반응이 나타난다.

호르몬은 아무 수용체와 결합하지 않고 특이적으로 결
합하는 수용체가 정해져 있다. 이를 수용체의 '특이성'이라
고 하는데, 예를 들면 심장 베타 수용체는 에피네프린이나
노르에피네프린과 특이적으로 결합하고 인슐린 수용체는
인슐린과 특이적으로 결합한다. 세포에 존재하는 다양한
수용체의 종류에 따라서 세포는 독특한 반응을 나타낸다.

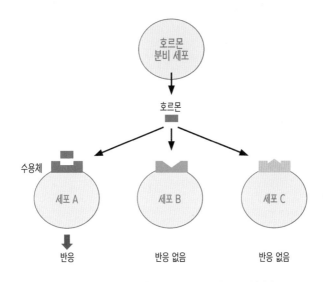

분비세포에서 만들어진 호르몬은 세포 A에 있는 수용체와만
특이적으로 결합해 세포의 반응을 유도한다.

호르몬이 결합하는 수용체는 아미노산에서 유래한 수용
성 호르몬과 결합하는 수용체인 '이온통로 수용체', '효소
수용체', 'G단백질 연결 수용체' 그리고 콜레스테롤에서 유
래한 지용성 호르몬과 결합하는 '세포내 수용체'의 네 가지
종류로 나눈다.

지질에 잘 녹지 않아 세포 안으로 쉽게 들어갈 수 없는
펩타이드 호르몬의 수용체는 세포막 위에 있다. 이 호르몬

이 나타내는 작용은 효과는 빨리 나타나지만, 작용 시간은 짧다. 반면에 세포막에 잘 녹아서 쉽게 세포 안으로 들어가는 스테로이드 호르몬과 결합하는 세포내 수용체는 세포 안, 즉 세포질이나 핵 속에 있다. 스테로이드 호르몬의 효과는 펩타이드 호르몬보다 늦게 나타나지만, 효력은 더 오래 간다.

백사장에서 바늘 찾기

우리 몸 속의 신비스러운 존재인 호르몬은 매우 강력한 작용을 하지만 양은 지극히 적다. 우리 몸이 하루에 생성하는 호르몬은 기껏해야 몇 밀리그램에 불과할 정도이고, 이 중 세포 수준에서 직접 영향을 미치는 것은 더 적어 몇 나노그램에서 몇 피코그램1g의 1조분의 1 수준이다. 따라서 예전에는 호르몬의 양을 정확히 측정하기가 백사장에서 잃어버린 바늘 찾기만큼이나 어려운 일이었다.

그 어려운 일을 최초로 해낸 사람은 1977년 노벨 생리의학상을 받은 로절린 앨로와 솔로몬 버슨이다. 그들은 '방사면역측정법'을 개발해 혈액 1밀리리터당 10^{-12}그램이라는

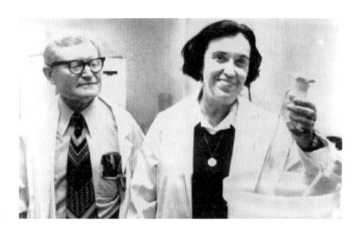

로절린 얠로(오른쪽)와 솔로몬 버슨

적은 양으로 존재하는 호르몬을 정확히 측정하는 데 성공했다.

작지만 강력해

지극히 적은 양의 호르몬이 강력한 효과를 발휘하는 비결은 무엇일까? 호르몬은 수용체에 결합한 후 신호전달 과정이라는 많은 단계를 거쳐 세포의 반응을 유도한다. 신호전달의 의미는 이를 통해 작은 신호를 크게 증폭하는 것이다. 오디오 시스템의 LP나 CD 신호를 스피커로 보내 음악을 들으려면 약한 신호를 크게 증폭하는 장치인 앰프가 필요하다. 즉 신호전달 기전을 통해 호르몬이 가진 신호는 엄청나게 크게 증폭되는 것으로 생각하면 된다.

신호전달 과정을 계주라고 생각해 보자. 첫 번째 주자^{호르몬}가 수용체를 거쳐 다음 주자에게 바통을 전달하고, 두 번째 주자는 다시 세 번째 주자에게 바통을 전달하고, 세 번째 주자는 네 번째 주자에게 바통을 전달한다면 처음 신호는 각 주자를 거치면서 매우 커질 것이다. 단계마다 신호는 증폭되어 우리 몸의 세포는 소량의 호르몬을 가지고도 커다란 반응을 나타낼 수 있다.

2

성장호르몬

키가 잘 크는
다섯 가지 방법

2022년 카타르 월드컵에서 우승해 진정한 축구황제의 자리에 오른 아르헨티나의 리오넬 메시. 그는 어린 시절부터 뛰어난 축구 실력으로 주목을 받았지만, 또래보다 한 뼘이나 작은 키가 늘 고민이었다.

메시는 11세 때 의사에게서 성장호르몬 결핍증을 진단받고, 치료하지 않으면 어른이 되어도 키가 150cm를 넘지 못할 수 있다는 충격적인 말을 들었다.

당시 경제 상황이 좋지 않은 아르헨티나에는 메시의 치료를 제대로 지원할 만한 곳이 없었다. 결국 메시는 그의 재능을 일찍이 알아본 바르셀로나와 계약해 스페인으로 향했고 바르셀로나 구단의 적극적인 지원과 치료를 통해 키가 169cm까지 자랐다. 축구선수로는 별로 큰 키가 아니지

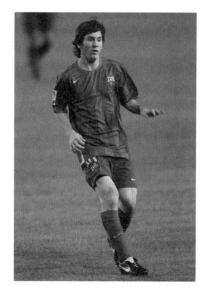

리오넬 메시

만, 성장호르몬이 아니었다면 절대로 이 정도까지 자랄 수
없었을 것이다. 즉 메시는 운동선수들에게 금지약물인 성
장호르몬을 합법적으로 사용한 선수이다.

키가 자라지 않는 이유

나이에 맞지 않게 성장이 느린 것을 '저신장'이라고 한
다. 외모 지상주의의 영향으로 요즘은 다들 큰 키를 선호한

다. 그러다 보니 또래보다 작으면 조금이라도 키를 키우기 위해 병원까지 다니는 아이들도 많다.

성장이 느린 원인은 매우 다양하다. 유전적으로 작은 키를 물려받았으면 뼈 나이나 성장호르몬 분비 등 모든 검사에서는 정상으로 나타난다. 뼈의 성장이 느려 또래보다 키가 작은 체질성 성장지연도 있다. 이런 경우 초등학교 때는 친구들보다 작지만, 성인이 되면 정상 키 범위에 도달한다. 성장장애를 유발하는 성장호르몬의 결핍은 태어날 때부터 있을 수도 있고 나중에 나타나기도 한다.

일부의 경우, 성장호르몬 분비가 부족한 특별한 원인을 찾을 수 없기도 한데 메시가 그 예에 해당한다.

성장호르몬이 하는 일

성장호르몬은 191개의 아미노산으로 이루어진 펩타이드 호르몬이다. 성장호르몬의 분비는 시상하부호르몬이 조절하는데, 성장호르몬방출호르몬에 의해 촉진되고 소마토스타틴에 의해 억제된다. 성장호르몬은 뇌하수체 전엽에서 분비되어 단백질 형성, 세포 증식, 세포 분화에 영향을 주어 인체의 성장을 촉진하고 다양한 대사 기능을 나타낸다.

성장호르몬의 효과는 연골과 뼈 형성이 활발한 골격 조직에서 특히 뚜렷하게 나타나는데, 성장판이 닫히기 전인 사춘기에는 키를 크게 하고 사춘기가 지나면 뼈를 굵게 만든다. 아울러 성장호르몬은 간을 자극해 인슐린유사성장인자를 분비하게 하는데, 이 호르몬은 성장호르몬의 키 성장 효과를 매개한다.

성장호르몬은 어떻게 키를 크게 할까?

사람의 키는 긴 뼈의 몸통과 성장판^{뼈몸통과 뼈끝 사이에 있는} _{얇은 판 형태의 연골}의 활동으로 좌우된다. 성장호르몬은 성장판의 연골세포 분열을 촉진해 두껍게 만든다. 연골조직은 뼈 조직으로 바뀌면서 뼈 몸통의 길이는 길어진다.

키가 컸다는 의미는 뼈의 길이가 길어진 것이다. 성장판의 연골세포가 모두 뼈 조직으로 바뀌면, 즉 성장판이 닫히면 뼈는 더 길어지지 않고 성장은 멈춘다. 따라서 성장호르몬 치료를 하려면 성장판이 닫히기 전에 해야 한다.

하지만 성장호르몬 혼자의 힘으로는 키를 잘 크게 할 수

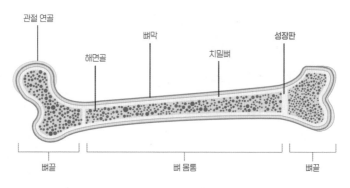

관절 연골

해면골

뼈막

치밀뼈

성장판

뼈끝

뼈 몸통

뼈끝

사람의 키는 뼈 몸통과 성장판의 활동으로 좌우된다.

없다. 정상적인 성장을 위해서는 성장호르몬의 자극을 받아 간에서 만들어지는 호르몬인 '인슐린유사성장인자-1'이 있어야 한다. 이 호르몬은 성장판 연골세포의 수와 크기를 늘려 직접적으로 뼈 성장을 유도하는 작용을 한다.

아프리카의 피그미족은 성장호르몬은 제대로 분비되지만, 인슐린유사성장인자-1의 분비가 부족해 키가 제대로 자라지 않는 경우이다. 성인 피그미족의 경우 성장호르몬 농도는 정상 범위에 있지만, 성장호르몬 결합 단백과 인슐린유사성장인자-1의 혈액 농도는 매우 낮다.

희귀한 유전 질환인 라론 증후군Laron syndrome도 키가 정

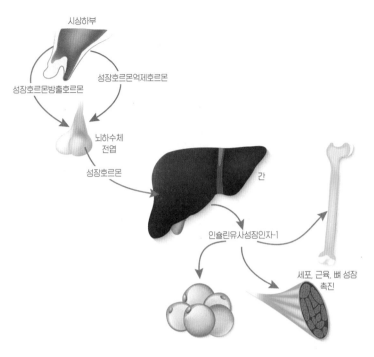

정상적인 성장을 위해서는 성장호르몬뿐만 아니라 성장호르몬의 자극으로 간에서 만들어지는 호르몬인 인슐린유사성장인자-1의 작용이 필요하다.

상적으로 자라지 않는다. 라론 증후군 환자의 혈중 성장호르몬 농도는 정상 범위이거나 증가해 있지만, 성장호르몬 신호를 감지하는 수용체 돌연변이로 성장호르몬 불감증 상태를 보이는 것이다.

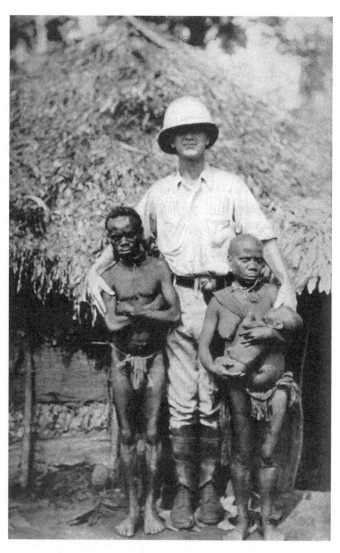

인슐린유사성장인자-1의 분비가 부족해 평균 키가 매우 작은 피그미족

어떻게 해야 키가 클까?

어떻게 하면 성장호르몬과 인슐린유사성장인자-1을 자연스럽게 높여 키를 조금이라도 더 키울 수 있을까? 생활 속에서 할 수 있는 몇 가지 방법을 알아보자.

첫째, 잠을 잘 자야 한다. "아이들은 자면서 자란다."라는 옛말은 빈말이 아니다. 성장호르몬 분비는 이른 밤 깊이 잠들었을 때 가장 왕성하기 때문이다. 잠을 잘 못 자는 아이들은 깊이 자는 아이들보다 성장호르몬 분비가 더 낮다. 체중이 지나치게 많이 나가는 아이들은 수면 장애를 앓을 가능성이 크고, 이로 인한 성장호르몬 분비가 줄어 키가 자라지 못하고 학습장애와 정서장애까지 일으킬 수 있다.

청소년이라면 8시간 이상 잠을 자야 한다. 만약 충분히 자는 것이 어렵다면 숙면을 해야 한다. 방법은 간단하다. 잘 때 불을 끄면 된다. 불을 끄고 잘수록 깊이 잘 수 있고 성장호르몬 분비를 활발하게 하는 멜라토닌의 분비를 높일 수 있다.

스마트폰에서 나오는 푸른빛은 멜라토닌 분비를 방해해 잠드는 것을 어렵게 한다. 잠을 푹 자려면 잠들기 전에 침

대에 누워 스마트폰이나 게임을 하지 않는 것이 좋다.

둘째, 규칙적으로 영양가 있는 식사를 하는 것이다. 하루세 끼를 규칙적으로 잘 챙겨 먹는 것은 인슐린을 비롯한 호르몬 균형 유지에 도움이 된다. 인슐린 분비는 식사 후에 증가했다가 2시간 정도가 지나면 내려간다. 아침과 점심 사이, 점심과 저녁 사이 그리고 저녁과 다음 날 아침 사이에는 인슐린이 줄어들어 있다. 하지만 끼니 사이사이에 간식을 먹고 잠자기 전 야식까지 먹는다면 인슐린은 계속 높아지게 된다.

이와 함께 필수 아미노산이 풍부한 콩, 생선, 달걀, 닭가슴살과 같은 고단백 식품을 적절히 먹는 것이 좋다.

셋째, 지나치게 살이 찌는 것을 피해야 한다. "어릴 때 찐살은 크면 키로 간다."라는 옛말은 잘못된 속설이다. 외국 연구에 의하면 과체중과 비만은 대부분 2~6세에 결정된다. 어릴 때 비만할수록 성장판은 일찍 닫히고 키는 덜 자랄 가능성이 커지는 것이다.

성장호르몬은 지방을 분해하는 효과가 탁월한 호르몬이다. 비만한 아이는 성장호르몬 농도는 낮고 인슐린 분비는 증가해 있다. 인슐린은 성장호르몬 작용을 억제하므로 비

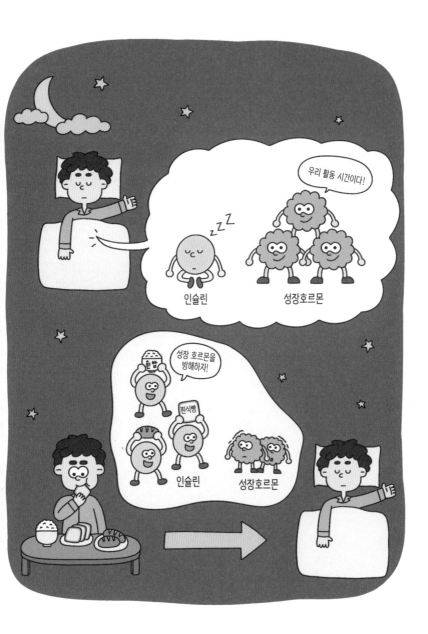

만한 아이의 성장은 더딜 수밖에 없다.

넷째, 단 음식을 줄여야 한다. 정제된 탄수화물, 특히 설탕의 지나친 섭취는 인슐린 분비를 높여 성장호르몬의 작용을 방해한다. 만약 잠자기 전에 설탕이 듬뿍 든 야식을 먹는다면 인슐린은 낮아지지 않고 밤새 높아진 상황이 된다. 한밤중에 가장 활발히 분비되는 성장호르몬이 높아진 인슐린에 방해를 받아 분비되지 못한다.

설탕 섭취를 줄이는 가장 쉬운 방법은 탄산음료 섭취를 줄이는 것이다.

다섯째, 적당한 강도의 운동을 규칙적으로 하는 것은 성장호르몬 분비를 증가시키는 데 도움이 된다. 운동은 성장호르몬 수치를 높이는 가장 확실한 방법이다. 특히 성장이 활발한 사춘기 무렵에는 운동에 대한 성장호르몬 분비 반응이 더 좋은 것으로 알려져 있다. 강도 높은 운동은 물론 어떤 운동이든 성장호르몬을 높이는 데 도움이 된다.

성장호르몬은
'청춘의 샘'일까?

성장호르몬의 자극을 받은 세포는 아미노산의 흡수를 늘려 단백질 합성을 증가시키고 단백질의 산화반응이 억제된다. 지방세포에서는 중성지방을 분해해 유리지방산의 분비를 촉진한다. 아울러 성장호르몬은 근육의 포도당 이용을 억제하는 대신 근육에서 유리지방산을 에너지원으로 사용하게 한다. 이러한 성장호르몬의 작용은 근육을 늘리고 지방량을 줄이며, 부상으로부터의 회복을 돕는다.

그런데 이런 환상적인 효과를 가진 성장호르몬의 분비는 20대에 가장 높고 10년마다 약 14%씩 서서히 줄어들어 60대가 되면 20대의 반 이하로, 70세가 지나면 20% 이하로 줄어든다. 나이가 들면서 근육은 줄어들고 뱃살은 늘어날 수밖에 없는 이유라고 하겠다.

성장호르몬이 부족해지면 갱년기를 비롯한 여러 노화 관련 증상이 나타난다. 노화는 성장호르몬의 감소와 매우 밀접한 관련이 있다. 그래서 부족한 성장호르몬을 보충해 노화 관련 증상을 개선하고 노화 속도를 늦춰 더 젊게 오래 살고자 하는 시도가 있었다.

성장호르몬의 노화 치료는 1990년 〈뉴잉글랜드 의학잡지〉에 60세 이상 노인에서 성장호르몬의 투여 결과가 발표되면서 주목받기 시작했다. 같은 연령대의 사람들보다 성장호르몬 농도가 낮은 사람들에게 일주일에 세 번씩 6개월간 시행된 성장호르몬 치료는 지방량의 감소와 근육량의 증가라는 매우 고무적인 결과를 보여 많은 사람을 흥분시켰다.

이 논문이 발표된 후 성장호르몬의 항노화 효과가 여러 매체와 인터넷 등을 통해 널리 홍보되었고, 일부 항노화 클리닉에서도 성장호르몬을 항노화 요법에 사용했다.

성장호르몬을 이용한 항노화 치료는 정말로 장기적으로 효과가 있을까? 2019년 발표된 미국임상내분비학회·내분비학회 '성장호르몬 결핍증 성인 환자나 소아 청소년에서 성인이 된 환자 가이드라인'에서는 항노화 효과를 목적으로 성장호르몬 치료를 하면 안 된다고 경고했다. 항노화를 목적으로 성장호르몬을 6개월 이상 투약했을 때의 유효성이나 안전성을 확인한 연구는 현재 없다. 아울러 성장호르몬 치료로 인한 부종, 관절통, 제2형 당뇨병, 심장 기능 약화, 두통 등의 부작용도 무시할 수 없는 수준이다. 기대와는 달리 성장호르몬을 인위적으로 투여하는 것은 우리가 찾던 불로초는 아닌 셈이다.

성적 압박에 시달리는 많은 운동선수에게도 성장호르몬은 거부하기 힘든 유혹이다. 영국의 럭비 선수 테리 뉴튼이 2009년 성장호르몬 도핑 양성을 보인 이후, 마무리 투수로는 드물게 2003년 사이 영 상Cy Young Award을 받은 미국 프로야구선수 에릭 가니에도 성장호르몬 사용이 들통난 후 몰락의 길을 걸었다.

성장호르몬이 운동 능력을 올려준다는 증거는 아직 확실하지 않다. 하지만 한 조사에 의하면 미국 고등학교 운동선수의 5%에서 성장호르몬 사용이 보고될 정도로 운동선수들 사이에서는 광범위하게 퍼진 것으로 보인다.

성장호르몬의 유혹을 지나치지 못하는 것은 운동선수뿐만이 아니다. 록키와 람보로 잘 알려진 액션 스타 실베스터

스탤론도 지나간 청춘을 성장호르몬에 의지해 되돌리려고 한 적이 있었다. 우람한 근육질 몸매로 1980년대 스크린을 주름잡았던 그도 세월의 흐름은 거역할 수는 없었다. 1946년생인 그는 1988년 〈람보3〉, 1990년 〈록키5〉를 끝으로 더는 록키와 람보 영화 시리즈에 출연하지 않았다. 그런데 놀랍게도 스탤론은 60세이던 2006년 〈록키 발보아〉에 출연하며 다시 록키로 돌아왔다. 그의 근육은 한창때와 같이 팽팽했다. 그 비밀이 밝혀진 것은 호주 시드니 공항에서였는데, 세관 직원이 그의 가방에서 처방전이 없는 성장호르몬 앰풀 48개를 발견한 것이다. 적발되고 난 후 그의 변명이 걸작이었다. "성장호르몬은 몸에 활력을 주고 기분도 좋게 만들어 준답니다. 람보 노릇 하기는 정말 어렵거든요."

성장호르몬,
많다고 좋은 건 아니다

성장호르몬이 과다 분비되면 성장판을 통한 뼈의 성장이 계속 촉진되어 키가 지나치게 자란다. 사춘기 전후로 증상이 나타나기 시작해 거인이 되는 것이다.

인류 역사상 최장신으로 기네스북에 기록된 사람은 미국의 로버트 워들로인데, 그의 키는 무려 272cm나 되었다. 세균 감염 때문에 22세의 나이로 요절한 워들로는 성품이 매우 너그러워 젠틀 자이언트gentle giant라고 불렸다.

현재 세계에서 가장 큰 키로 기네스북에 올라 있는 사람은 터키 출신 술탄 쾨센(1982~)이다. 쾨센의 키는 무려 246.5cm인데, 그는 뇌하수체의 성장호르몬 분비 종양으로 성장호르몬이 성장기에 지나치게 많이 분비되어 키가 계속 자라는 뇌하수체 거인증 환자이다. 쾨센은 세계에서 손과

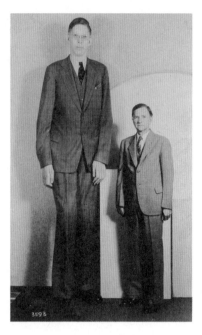

로버트 워들로(왼쪽)와 그의 아버지

발이 가장 큰 사람이라는 기록도 같이 보유하고 있다.

쾨센은 2014년 영국 국회의사당 앞에서 열린 기네스북 발매 60주년 행사장에서 당시 세계에서 가장 작은 사람이었던 54.6cm의 네팔 출신의 찬드라 당기와 만나 화제가 되기도 했다.

어른이 된 후 성장호르몬의 분비가 과다하면 신체 말단

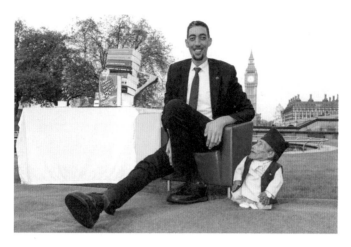

세계에서 가장 키가 큰 술탄 쾨센과 가장 키가 작은 찬드라 당기

부위가 굵어지는 '말단비대증'이 발생한다. 거인증과 마찬가지로 뇌하수체 종양에서 성장호르몬을 과다 분비해 일어나는데, 성장판이 닫힌 상황이므로 키는 더 자라지 않고 눈위의 앞이마 부분이 튀어나와 쓰던 모자가 잘 맞지 않는다거나 손발이 서서히 커져 반지나 신발이 잘 들어가지 않는등의 변화가 나타난다. 또 턱이 돌출해 주걱턱 모양이 되고혀가 커져서 발음이 둔해지고 목소리가 굵어진다.

이렇게 특징적인 생김새의 변화가 나타나지만, 말단비대증에 의한 변화는 수년에서 수십 년에 걸쳐 서서히 일어나므로 초기에는 변화를 잘 알아차리지 못할 수 있다. 자신의 몇 년 전 사진과 비교하거나 동창회에서 오랜만에 만난 친구가 못 알아보는 등의 변화를 통해 말단비대증이 생겼음을 알게 되는 일도 있다.

1980년대 최고의 미인으로 꼽혔던 청춘스타 브룩 쉴즈는 말단비대증을 앓는 대표적인 유명인이다. 1984년 로스앤젤레스 올림픽 농구 은메달리스트인 전 농구 국가대표선수 김영희와 씨름 천하장사이자 격투기 선수였던 최홍만 역시 말단비대증 환자로 알려졌다.

말단비대증이 있으면 내장 장기가 거대해지고 심혈관질환 위험이 커지며 대장암 같은 암 위험도 올라간다. 수술로 뇌하수체 종양을 제거하는 것이 가장 좋은 치료법이다. 뇌졸중, 고혈압, 당뇨병 등의 합병증으로 정상인보다 사망 위험이 3~4배 정도 높기 때문에 조기 진단을 통해 종양을 제거하는 것이 좋다. 완전히 제거하지 못한 종양 조직은 방사선 치료로 제거한다.

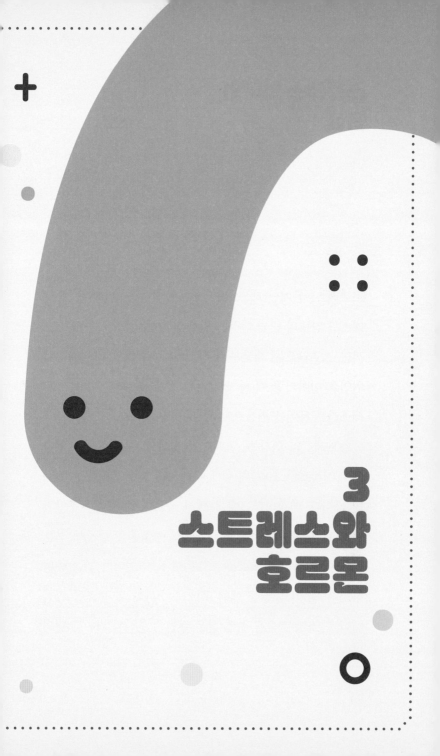

3
스트레스와
호르몬

스트레스 의학의 탄생

스트레스! 듣기만 해도 스트레스가 쌓이는 것 같다. '스트레스는 만병의 근원'이라는 말을 흔히 할 정도로 우리가 느끼는 스트레스는 대부분 부정적이다. 실제로 어떤 질병의 원인을 이야기할 때 빠지지 않는 것도 스트레스이다. 스트레스라는 용어를 처음으로 사용한 사람은 누굴까?

스트레스의 역사는, 실패한 실험에서 우연히 얻은 영감에서 시작됐다. 1907년 빈에서 태어난 한스 셀리에는 1934년 캐나다 맥길대학교에서 당시 새로이 주목받는 분야였던 호르몬 연구를 시작했다. 셀리에는 동물의 난소에서 분리한 어떤 물질에 새로운 호르몬이 들어 있다는 것을 증명하기 위해 이 물질을 매일 쥐에게 주사한 뒤 변화를 관찰했다. 난소 추출물을 주입 받은 쥐들은 부신이 커지고 면역

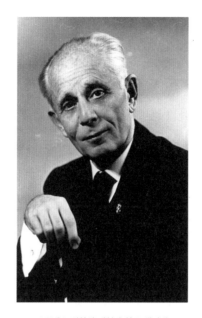
스트레스 의학의 개척자 한스 셀리에

조직은 위축되고 위에는 궤양이 생겼다. 하지만 실망스럽
게도 생리식염수를 투여한 대조군 쥐에게서도 같은 변화가
나타났다. 이 변화가 난소 추출물 때문에 생긴 것이 아니었
음을 깨달은 셀리에는 다른 원인을 찾아보기로 했다.

　원인은 생각보다 단순한 곳에 있었다. 동물실험에 몹시
서툴렀던 셀리에는 난소 추출물과 생리식염수를 투여하는
과정에서 쥐들을 엄청나게 괴롭혔고, 이로 인해 생긴 스트레스가 바로 변화를 가져온 원인이었다.

셀리에는 1936년 과학잡지 〈네이처〉에 기고한 '다양한 유해 자극으로 생긴 증후군'이라는 한 페이지의 짧은 논문에서 손상을 유발하는 자극의 종류와 상관없이 나타나는 전형적인 증상을 '일반적응증후군'이라 명명했는데, 얼마 뒤 복잡해 보이는 이 용어 대신 '스트레스 반응'이라고 이름 지었다.

스트레스 대응 호르몬

우리는 수많은 스트레스 속에서 살고 있다. 쏟아지는 숙제와 시험에 치여 살고 친구 관계나 부모님과의 소통도 쉽지 않다.

스트레스 환경에 노출되었을 때 우리는 생존 가능성을 높이기 위한 반응을 나타낸다. 인류의 역사는 끊임없이 가해지는 스트레스에 대한 적응의 역사라고 할 수 있다. 스트레스 반응은 자율신경계와 내분비계의 협동작용에 의한 행동 및 호르몬의 변화를 나타낸다.

스트레스를 잘 다스린다면 적절한 긴장을 일으키는 스트레스가 생활의 활력소가 되지만 스트레스에 대한 반응이 여의찮으면 여러 가지 부정적인 상황이 발생할 수 있다. 주변의 위협에 성공적으로 적응해 우리를 살아남게 한 호르몬인 '에피네프린'과 '코르티솔'에 관해 알아보자.

스트레스 대응 시스템 1: 교감신경계의 활성화

편도체는 우리에게 가해지는 스트레스를 해석하고 처리하는 뇌의 영역이다. 편도체는 두 가지 시스템을 작동시키는데, 하나는 자율신경계의 교감신경계를 활성화하는 반응이다. 교감신경계는 신경 말단에서 신경전달물질인 노르에피네프린을 분비하게 하고 아울러 부신수질에 신호를 보내 호르몬인 에피네프린의 수치를 높인다. 노르에피네프린과 에피네프린은 심박수를 증가시키고 혈압과 혈당을 높인다. 힘을 써야 할 팔다리 근육으로 가는 혈액량을 증가해 충분한 산소와 연료를 공급한다. 소화관으로 가는 혈관은 수축하고 소화관은 잠시 일을 멈춘다. 소화 기능과 배뇨 기능은 억제된다. 따라서 정신이 번쩍 들고 스트레스에 대한 반응성을 높이는 데 도움을 준다.

교감신경계를 통한 반응을 흔히 '투쟁 혹은 회피 반응'이라고 부른다. 예를 들면 맹수에 쫓긴다거나 길을 가다가 강도를 만난 상황 등인데, 이럴 때 맞서 싸우든지 아니면 잽

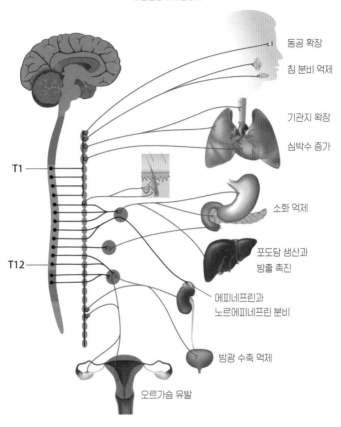

교감신경계의 활성화

동공 확장

침 분비 억제

기관지 확장

심박수 증가

T1

소화 억제

포도당 생산과
방출 촉진

T12

에피네프린과
노르에피네프린 분비

방광 수축 억제

오르가슴 유발

우리 몸의 첫 번째 스트레스 대응 시스템

싸게 도망치든지 하는 생존을 위한 적절한 반응을 보일 수
있도록 하는 것이다.

구석기 시대에 살았던 선조들이 경험했던 스트레스는 주로 이런 육체적인 스트레스였을 것이다.

스트레스 대응 시스템 2: 시상하부-뇌하수체-부신 축의 활성화

두 번째는 편도체가 시상하부에, 시상하부가 뇌하수체 전엽에, 뇌하수체 전엽은 부신피질에 명령을 내려 코르티솔의 분비를 높인다. 옆의 그림과 같이 시상하부의 부신피질자극호르몬방출호르몬, 뇌하수체 전엽의 부신피질자극호르몬 그리고 부신의 코르티솔이 관여하는 시스템을 '시상하부-뇌하수체-부신 축'이라고 부른다. 코르티솔은 혈압을 올리고 혈당을 증가시키는 반응을 나타낸다. 또한 통증에 대한 감각은 무뎌지고 성장과 생식 기능은 억제된다.

교감신경계와 시상하부-뇌하수체-부신 축의 활성화는 위기 상황에 부닥친 우리에게 위기를 극복할 수 있는 충분한 힘과 에너지를 공급하는 역할을 한다. 중요한 운동 경기를 앞둔 운동선수나 시험을 앞둔 학생에게 적당한 스트레스는 집중력을 높여 정신이 번쩍 들게 하고 신체 능력을 최

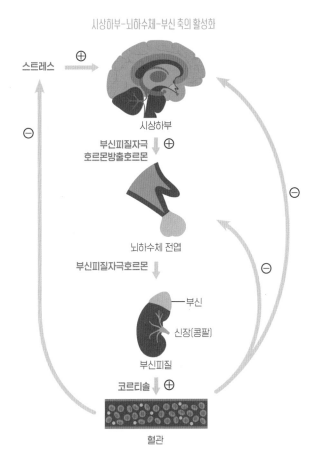

시상하부-뇌하수체-부신 축의 활성화

스트레스 ⊕

시상하부

부신피질자극
호르몬방출호르몬 ⊕

뇌하수체 전엽

부신피질자극호르몬

부신

신장(콩팥)

부신피질

코르티솔 ⊕

혈관

우리 몸의 두 번째 스트레스 대응 시스템

고조로 끌어올려 젖 먹던 힘까지 낼 수 있는 원동력을 제공
한다. 만약 에피네프린과 코르티솔이 없다면 우리는 이런

스트레스를 견뎌낼 수 없을 것이다.

스트레스가 지나가면

위험한 상황이 지나가면 호르몬 수치는 정상으로 돌아온다. 에피네프린과 코르티솔 분비는 줄어들어 심장 박동과 호흡은 정상을 찾고 혈당도 떨어진다. 스트레스 반응이 끝나면 에너지가 떨어지기 때문에 식욕이 증가하고, 당질과 지방을 재충전하면 항상성은 다시 회복된다.

이처럼 스트레스에 대응하는 시스템은 자율신경계와 내분비계의 협동작용에 의해 작동하는데, 교감신경계와 시상하부-뇌하수체-부신 축의 활성화에 의한 에피네프린과 코르티솔이 그 주인공이다. 이 시스템 덕분에 우리는 사자에게 쫓기거나 무서운 선생님에게 야단을 들어도 기절하지 않고 살아남을 수 있다. 또 압박감이 최고조에 이르는 중요한 수학능력시험도 무사히 치를 수 있다. 하지만 스트레스 대응 호르몬이 없다면 우리는 어떤 형태의 스트레스에도 제대로 대처할 수 없는 존재가 될 것이다.

스트레스와 수면 부족 그리고 뱃살

우리가 주로 경험하는 스트레스는 선조들과는 다른 정신적 스트레스인 만성 스트레스이다. 스트레스를 받아도 신체적 활동은 거의 없다. 학교에서 선생님에게 혼났다고 맞서 싸우거나 도망갈 수는 없는 노릇이기 때문이다. 스트레스로 인한 에너지 고갈은 거의 없음에도 당분이 많고 열량이 높은 음식을 찾게 된다.

계속되는 스트레스는 과식과 폭식을 부르고 코르티솔과 인슐린 수치는 계속해서 올라가게 된다. 항상성은 회복되지 않고 지방만 쌓인다. 인슐린은 에너지를 저장하는 호르몬이고 코르티솔은 그 살이 붙는 부위를 결정하는 호르몬이다. 특히 복부 지방세포에는 코르티솔 수용체가 다른 부위보다 최대 4배가량 많아서 코르티솔이 증가하면 복부에

내장 지방이 잘 쌓인다. 현대인에게 복부비만이 흔해진 이유라고 할 수 있다.

상황을 더욱 악화시키는 것은 줄어든 수면시간이다. 실제로 현대인의 수면시간은 예전보다 많이 줄었다. 특히 우리나라 청소년들의 평균 수면 시간은 7시간 18분으로 OECD에서 권장하는 8시간 22분에 비해 매우 적다. 수면이 부족하면 스트레스가 만성화할 수 있다. 스트레스로 증가한 코르티솔은 수면의 질을 매우 불량하게 만든다. 악순환의 연속이라고 할 수 있다.

식이요법을 철저히 하고 운동도 꾸준하게 열심히 해서 체중을 꽤 줄였지만, 시간이 조금 지나면서부터 처음만큼 효과가 뚜렷하지 않다고 하소연을 하는 사람들을 흔히 볼 수 있다. 혹시 수면에는 문제가 없을까? 이런 사람들은 수면시간이 짧고 질도 좋지 않은 경우가 많다.

잠을 잘 자면 살이 빠진다는 말이 있다. 저녁 식사 후 다음 날 아침 식사 전까지는 하루 중 인슐린이 가장 낮은 시기이다. 충분한 수면으로 인슐린이 감소하면 지방 분해 작용이 활발히 일어난다. 그뿐만 아니라 수면 중에는 배고픔 호르몬인 그렐린은 감소하고 식욕을 억제하는 호르몬인 렙

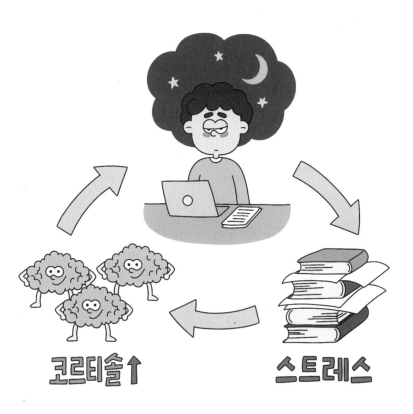

코르티솔↑   스트레스

틴은 증가한다. 식욕 증가 호르몬의 감소와 식욕 억제 호르몬의 증가는 살을 빼기 위한 최적의 환경인 셈이다.

그러나 수면 부족이 계속되면 렙틴 분비는 줄어들고 그렐린 분비는 늘어난다. 우리 몸은 필요 없는 배고픔을 느끼고 과식을 하게 된다. 결과적으로 살이 찔 수밖에 없고 특히 복부 주변에 건강하지 않은 지방이 더 끼게 된다. 잠을 잘 자지 못하니 계속 피곤하고 운동할 기력도 없다.

야식을 먹는 사람들이 즐겨 찾는 것은 주로 고열량 고당분 음식인 경우가 많다. 그 이유는 수면 부족으로 증가한 코르티솔 때문이다. 코르티솔은 스트레스 상황에서 원활한 에너지 공급을 위해 혈액 내 포도당 농도를 일정하게 유지하는 역할을 한다. 오랫동안 수면 부족이 계속되어 코르티솔 분비가 늘어나면 음식 섭취를 자극하는 뉴로펩타이드 Yneuropeptide Y, NPY의 분비를 자극한다. 이것은 시상하부에서 만들어지는 화학물질로 식욕을 강력하게 증가시키는 작용을 한다. 특히 탄수화물 섭취를 증가시키는 것으로 알려져 있다. 수면이 부족한 사람들이 야식으로 설탕이 듬뿍 든 음식에 끌리는 이유다.

수면 부족은 다이어트의 질에도 영향을 미칠 수 있다. 비만 성인 10명을 대상으로 열량 섭취를 제한하는 식이요법을 시행했다. 다른 모든 조건은 같게 하고 수면시간만 달리해, A그룹은 8.5시간을 재우고 B그룹은 5.5시간을 재웠다. 두 그룹 모두 살이 빠졌지만, 체지방이 A그룹에서는 1.4kg이 빠졌고 B그룹에서는 0.6kg 빠졌다. 반면에 근육량은 B그룹이 A그룹보다 더 많이 감소했다.

음식을 조절해도 수면시간이 부족하면 체지방보다 근육량이 더 많이 빠지는 바람직하지 않은 결과가 초래되는 것을 알 수 있다.

스트레스 호르몬
다스리기

부신피질에서 코르티솔이 충분히 분비되면 코르티솔은 시상하부와 뇌하수체 전엽에 억제 신호를 보내 분비를 줄인다. 이와 같은 음성 되먹임 기전은 우리 몸이 코르티솔에 오랫동안 노출되는 것을 막아준다. 하지만 끊임없이 솟아나는 이런저런 걱정거리로 편할 날이 없는 우리의 스트레스는 즉시 해결되지 않고 장기간 지속되는 경우가 많다. 그렇게 되면 코르티솔은 통제에서 벗어나 계속 높은 상태를 유지한다.

현대인의 스트레스

선조들이 주로 받았던 육체적 스트레스와는 달리 현대

인은 대부분 정신적 스트레스를 받는다. 우리는 육체적 스트레스에 대처하는 체계는 효과적으로 잘 진화시켜왔지만, 정신적 스트레스에 대응하는 체계는 잘 만들지 못했다. 스트레스 분야의 유명학자 로버트 새폴스키의 지적처럼 지속적인 정신적 스트레스는 최근에 나타났기 때문이다. 우리는 실제적인 위험이 없어도 그것을 생각하는 것만으로도 격렬하고 강한 감정을 경험하게 된다.

이런 스트레스에 장기간 노출되고 스트레스에 대한 적응반응이 적절하지 못하면 우리 몸은 각종 문제가 곳곳에서 생긴다. 코르티솔은 떨어지지 않고 만성적인 분비 증가가 나타날 수 있다. 코르티솔의 지나친 증가는 불안, 우울증, 소화불량, 두통, 근육통, 심혈관계질환, 수면 장애, 체중증가, 기억 및 집중력 장애 등 우리 몸의 거의 모든 기능에 부정적인 영향을 미친다.

스트레스 호르몬을 다스리는 방법

스트레스 상황에서 분비되는 코르티솔과는 달리 도파민, 세로토닌, 엔도르핀, 옥시토신을 흔히 '행복 호르몬'이라고 부른다. 도파민은 우리를 기분 좋게 만들고, 세로토닌은 우울한 감정을 줄여준다. 엔도르핀은 우리를 행복하게 하고 모르핀과 구조가 비슷해 통증을 줄여주며, 옥시토신은 상대방에 대해 신뢰, 배려심, 유대감을 갖게 하는 호르몬이다.

스트레스를 잘 관리하는 것이 말만큼 쉽지는 않지만, 코르티솔 수치를 낮추고 행복 호르몬을 높이는 데 도움이 되는 몇 가지 방법을 알아보자.

① 식물성 식단 위주의 영양가 있는 식사하기

스트레스 관리의 핵심은 건강한 식단이다. 고대 아유르베다의 속담처럼 식사법이 나쁘면 약이 소용없고, 식사법이 옳으면 약이 필요 없기 때문이다. 식단은 채소와 과일, 통곡물 등의 식물성 식품 위주로 구성하는 것이 좋다.

채식이 몸에 좋다는 사실은 상세한 설명이 필요 없을 것이다. 식물성 식품에는 건강에 좋다고 알려진 산화방지제, 섬유질, 오메가-3 지방산 등이 풍부하게 들어 있다. 첨가당이 들어 있거나 가공 정도가 심한 초가공음식은 코르티솔 수치를 높여 고혈압과 당뇨병에 걸릴 위험을 더 크게 하므로 되도록 줄이는 것이 좋다.

② 규칙적으로 운동하기

매일 30~50분 정도의 규칙적인 운동은 코르티솔 수치를 낮출 뿐 아니라 우리를 건강하게 하고 각종 질병으로부터 보호하는 효과가 있다. 운동할 때 분비되는 행복 호르몬 중 하나인 엔도르핀은 스트레스와 불안 해소에 도움을 주어 부신으로부터의 코르티솔 분비를 억제한다. 대화는 가능하지만, 노래는 부를 수 없는 정도의 강도로 운동하는 것이 좋다.

③ 충분히 잘 자기

하루 7~9시간 정도의 충분한 수면은 코르티솔 수치를 줄이는 데 매우 중요하다. 코르티솔은 잠에서 깨어난 후인 오전 6~8시 무렵에 최고로 증가하고 한밤중에는 가장 낮은 수준으로 떨어진다. 잠이 부족하면 쉽게 피로해지고 신경이 날카로워진다. 수면 부족이 만성화되면 짜증은 늘고 집중력은 떨어지기 마련이다. 일정한 시간에 자고 일어나기, 방해받지 않는 수면 환경 침실을 어둡게 유지하거나 안대 사용 만들기, 침실에 스마트폰 가지고 들어가지 않기, 저녁에 커피 마시지 않기 등을 통해 충분한 수면시간을 확보해야 한다.

④ 카페인 섭취 줄이기

반복적이고 지속적인 스트레스를 겪는 사람은 불면증과 만성 피로를 호소하는 경우가 많다. 이런 경우 집중력을 유지하기 위해 커피나 에너지음료를 마시는 경우가 있는데 결국 악순환에 불과하다. 카페인은 코르티솔 수치를 높이고 피곤과 불면증을 심해지게 한다.

⑤ 즐거움을 주는 활동하기

여행하기, 친구나 반려동물과 시간 보내기, 악기 연주, 그림 그리기 등 우리를 미소 짓게 하는 즐거운 활동을 하는 것은 일상 속 스트레스를 줄여 코르티솔 수치를 낮추고 엔도르핀과 세로토닌의 분비를 높이는 데 도움이 된다.

⑥ 명상하기

하버드 의대 교수인 허버트 벤슨은 긴장을 완화하는 방법으로 명상을 추천한다. 명상은 긴장을 풀고 정신을 집중하는 데도 효과가 있지만, 코르티솔 수치를 줄이고 행복 호르몬인 엔도르핀, 도파민 그리고 세로토닌의 분비를 촉진한다. 그리고 멜라토닌의 분비를 촉진해 숙면을 유도하는 효과가 있다.

⑦ 깊이 호흡하기

하루 중 아무 때나 시간을 내어 5분 정도 하루 3~5회 깊이 호흡하는 것은 코르티솔 수치를 낮추며, 불안과 우울증을 완화하고, 기억력을 올리는 데 도움이 된다. 특히 복식호흡을 통한 긴장 이완은 코르티솔을 낮추고 멜라토닌을 증가시키는 데 도움을 준다.

⑧ 스트레스를 인정하고 받아들이기

우리 삶에서 스트레스를 피하기는 어렵다. 우리가 통제할 수 없는 것에 너무 연연하기보다는 인정하고 받아들이는 자세가 더 현명한 스트레스 대처법일 수 있다. 《스트레스의 힘》의 저자인 켈리 맥고니걸에 의하면 스트레스를 받는 원인과 사건은 우리에게 가치 있는 것이므로 "스트레스를 피하려고만 하지 말고 긍정적인 마음으로, 때로는 친구처럼 받아들이라."고 조언한다. 정신적 충격이 매우 큰 사건을 겪었더라도 스트레스를 인정하고 받아들인 사람들은 더 빠른 회복을 보였다고 한다.

과도한 스트레스는 우리 몸에 여러 부정적인 영향을 가져오기 때문에 적절히 관리되어야 한다. 앞에 제시한 방법을 한 번에 다 할 수도 없고 그럴 필요도 없다. 지속적이고 긍정적인 변화를 만들기 위해서는 조금씩 한 걸음씩 나아가는 것이 좋다. 습관이 될 때까지 하루 한두 개씩 실천해 나간다면 느리더라도 변화는 분명히 찾아올 것이다.

4
인슐린과
당뇨병

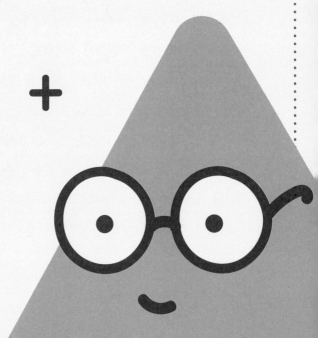

혈당 조절 듀오,
인슐린과 글루카곤

인슐린과 글루카곤은 혈당 수치를 일정하게 유지해 우리 몸에 에너지를 원활히 공급하도록 하는 중요한 호르몬이다. 췌장의 랑게르한스섬에서는 인슐린과 글루카곤을 분비해 혈당 수치를 매우 세밀하게 조절하고 있다.

혈액 속 포도당이 높아지면 인슐린은 포도당을 세포로 들어가게 만들어 혈당을 낮추고 남는 포도당은 간에서 글리코젠으로 저장한다. 인슐린은 또한 근육세포가 아미노산을 흡수하는 것을 촉진하고 지방세포에서 지방합성을 증가시킨다. 혈액 내 포도당 수치가 감소하면 분비되는 글루카곤은 간에 작용해 혈당을 안정적으로 유지하는 역할을 담당한다.

췌장에서 만드는 호르몬

가장 많이 알려진 호르몬 중 하나인 인슐린은 췌장의 내분비샘인 랑게르한스섬에 속한 베타세포에서 만들어져 분비된다. 췌장을 현미경으로 관찰하면 소화효소를 분비하는 외분비샘인 꽈리세포들 사이에 작은 섬처럼 떠 있는 무수히 많은 세포가 랑게르한스섬이다. 랑게르한스섬은 1869년 독일의 병리학자 파울 랑게르한스가 의과대학생 시절에 발견했다. 췌장에는 약 100만 개 이상의 랑게르한스섬이 있다.

인슐린은 베타세포 속의 '분비과립'이라는 곳에 보관되어 있다가 혈당이 올라갔다는 신호가 전해지면 순식간에 나와 혈액으로 방출된다. 인슐린은 51개의 아미노산으로 이루어진 펩타이드 호르몬이다. 처음 만들어진 호르몬은 크기가 매우 크지만, 여러 단계를 거쳐 크기가 작은 활성형 인슐린이 된다.

랑게르한스섬에는 인슐린과 반대 작용을 해서 혈당 조절에 중요한 역할을 하는 글루카곤을 만들어 분비하는 '알파세포'도 있다. 우리 몸의 혈당 수치는 인슐린과 글루카곤

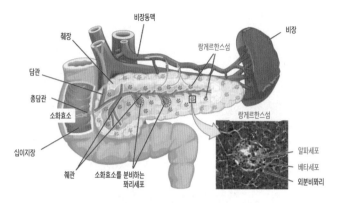

랑게르한스섬의 알파세포와 베타세포는 글루카곤과 인슐린을 각각 만들어
혈류로 직접 방출하는 내분비샘이며, 꽈리세포는 소화효소를 만들어
췌관을 통해 분비하는 외분비샘이다.

의 조화로운 이중주를 통해 세밀하게 조절되고 있다.

에너지를 저장하는 호르몬, 인슐린

인슐린은 흔히 혈당을 낮추는 호르몬으로 잘 알려졌지만, 인슐린의 작용을 한마디로 정의하면 '에너지 저장 호르몬'이라고 할 수 있다. 인슐린이 없으면 우리는 에너지를 이용할 수도 저장할 수도 없다. 약 4억 년 전에 지구상에 존재했던 실러캔스부터 인간에 이르기까지 지구상의 모든 생명체는 인슐린 덕분에 생명 활동을 영위할 수 있었다. 인슐린이 에너지를 저장하는 방법을 알아보자.

우리는 음식을 먹어 살아가는 데 필요한 에너지를 얻고, 근육이나 뼈 등 조직을 만든다. 위에 도달한 음식은 위산과 소화효소에 의해 소화되어 작은 조각으로 나뉘어 소장으로 이동한다. 소장에서는 소화효소가 위에서 넘어온 내용물을 더 작은 조각으로 소화하는데, 탄수화물은 포도당 같은 단당류로, 식이 지방은 지방산으로, 식이 단백질은 아미노산으로 쪼개져 흡수된다. 혈액의 포도당, 지방산 또는 아미노산의 수치가 증가하면 랑게르한스섬에 있는 베타세포에서 인슐린을 분비한다.

인슐린은 간, 근육, 지방세포가 혈액에 있는 포도당을 섭취하도록 신호를 보내 혈당 수치를 조절한다. 우리 몸에 에너지가 충분하다면 인슐린은 포도당을 간에서 글리코젠으로 만들어 저장한다. 간은 전체 질량의 약 5% 정도를 글리코젠으로 저장할 수 있는데, 이를 넘어서면 포도당은 중성지방으로 저장된다. 또 인슐린은 혈액 내의 아미노산을 근육세포로 보내고 남는 지방산을 지방세포에 중성지방으로 저장해 나중에 에너지가 부족할 때를 대비하게 한다.

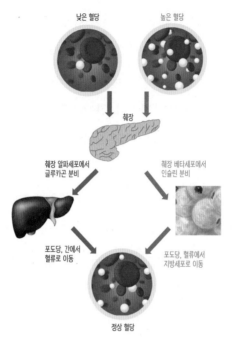

낮은 혈당　　　　　높은 혈당

췌장

췌장 알파세포에서
글루카곤 분비

췌장 베타세포에서
인슐린 분비

포도당, 간에서
혈류로 이동

포도당, 혈류에서
지방세포로 이동

정상 혈당

인슐린과 글루카곤의 혈당 조절 과정

혈당을 유지하는 호르몬, 글루카곤

혈당을 안정적으로 유지하는 역할은 글루카곤이 담당한
다. 혈당 수치가 떨어지면 췌장의 알파세포는 글루카곤을
분비하는데, 글루카곤은 간에서 글리코젠을 분해해 포도당
을 혈류로 내보낸다. 아울러 글루카곤은 젖산이나 글리세

롤 같은 탄수화물이 아닌 물질을 포도당으로 전환하는 작용도 있는데 이를 '포도당신생합성'이라고 부른다.

글루카곤의 혈당 유지 작용은 우리 몸의 기관, 특히 두뇌가 필요로 하는 에너지를 안정적으로 확보하는 데 매우 중요하다. 밤에 잠자는 동안 나타날 수 있는 저혈당을 예방하기 위해 췌장에서는 글루카곤을 계속 분비해 혈당 수치를 유지한다. 또한 췌장은 인슐린도 소량 분비해서 혈당 조절을 돕는다.

당뇨병의 역사와
인슐린의 발견

당뇨병 하면 생각나는 호르몬인 인슐린은 수많은 당뇨병 환자의 목숨을 구한 약물이다. 지금은 체내에서 인슐린을 만들지 못하는 당뇨병 환자라 하더라도 인슐린을 투여해 정상적인 생활을 할 수 있다. 하지만 100여 년 전만 하더라도 당뇨병 진단은 곧 사형선고나 다름이 없었다.

인슐린을 발견한 밴팅과 베스트

인슐린의 발견은 의학 역사상 중요하고 흥미진진한 발견 중 하나다. 인슐린을 최초로 발견해 치료에 사용한 사람은 놀랍게도 내분비학과는 전혀 관계가 없었던 캐나다의 젊은 정형외과 의사 프레더릭 밴팅과 당시 대학원생이었던

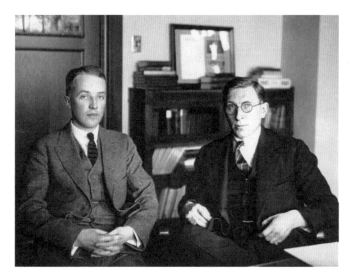

인슐린의 발견자 밴팅(오른쪽)과 베스트

찰스 베스트였다.

1921년 여름 캐나다 토론토 의과대학 생리학 교실에서 시작한 밴팅과 베스트의 연구는 이듬해 1월 사경을 헤매던 제1형 당뇨병 환자인 14세의 레너드 톰슨의 생명을 구하는 결실을 보게 되었다. 전 세계 당뇨병 환자에게 희망의 빛을 전한 역사적인 시작이었다.

밴팅은 그 결과를 논문으로 정리해 1922년 3월에 발표했고 인슐린 발견의 공로를 인정받아 당시로는 최연소[32세]로 노벨 생리의학상을 받았다. 생리학 교실 주임교수인 존 매클라우드와 함께였다.

인슐린의 발견은 '죽음의 병'으로 불리던 당뇨병을 '관리 가능한 질병'으로 만들었다. 제1형 당뇨병 소아 환자의 기대 수명은 1.3개월에 불과했지만, 인슐린 발견 후 45년까지 길어졌고, 10대 미만 환자의 사망률도 1/6로 줄었다.

당뇨병의 역사

인류는 오랫동안 당뇨병으로 큰 고통을 받아 왔다. 독일의 학자 게오르크 에버스가 1862년 발견한, 기원전 1552년에 만들어진 에버스 파피루스에는 당뇨병에 관한 최초의 기록이 남아 있다. 여기에는 당뇨병의 임상적 특징인 심한 갈증과 다뇨 증상을 보이는 질환에 대해 쓰여 있다.

기원전 1세기 고대 이집트의 의사 아레테우스는 당뇨병을 "팔다리와 근육이 소변으로 녹아 나가는 병"이라고 기록했다. 고대 인도의 시집에도 "오줌을 많이 누며 심한 갈증을 호소하면서 점점 쇠약해지는 병에 걸린 환자가 오줌을 누면 개미와 벌레들이 그 주위로 유난히 들끓는다"라는

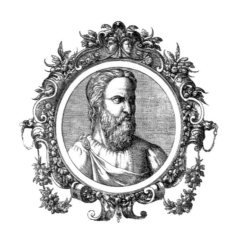

당뇨병의 증상을 기록한 고대 이집트의 의사 아레테우스

구절을 볼 수 있다.

중국에서는 기원전 2세기경에 다음, 다뇨, 목마름, 수척 등의 증상을 가진 '소갈消渴'이라는 병이 언급된 자료가 있으며 우리나라에서도 13세기 중엽 고려 고종 때 발간된 《향약구급방》에 소갈이라는 말이 나온다.

당뇨병이란?

당뇨병이란 '혈중 포도당 수치가 정상보다 높은 상태'를 말한다. 소변에 많은 양의 당이 섞여 배출된다고 해서 이런 이름이 붙었다. 포도당은 정상일 때 소변으로 배설되지 않는다. 하지만 혈액 속 포도당 수치가 지나치게 높은 상태가 지속되면 신장에서 포도당을 재흡수하지 못해 배설한다. 당뇨병은 크게 췌장에서 인슐린을 만들지 못하는 제1형 당뇨병과 인슐린에 대한 세포 반응성이 저하된 제2형 당뇨병으로 나뉜다.

제1형 당뇨병

일종의 자가면역질환인 제1형 당뇨병은 우리 몸의 면역계가 췌장의 인슐린 생산 세포인 베타세포를 공격해 파괴하므로 인슐린을 거의 만들지 못한다. 전체 당뇨병 환자의 약 5~10% 정도가 제1형 당뇨병에 속한다. 주로 30세 이전에 발병하고, 특히 소아기에 많이 발생하기 때문에 전에는 '소아형 당뇨병'이라고도 불렸다. 베타세포를 공격하는 자가항체가 왜 생기는지는 아직 확실하지 않지만, 바이러스 감염 등 환경 요인 등에 의한 가능성이 제기되고 있다. 제1형 당뇨병에 대한 유전적 소인이 있으면 환경 요인에 더 취

	제1형 당뇨병(5%)	제2형 당뇨병(95%)
발병 연령	젊은 연령(30세 이전)	30세 이상 중년기 이후
발병 양상	갑자기 발병	서서히 진행
발병 원인	자가면역기전, 바이러스 감염 등에 의한 췌장의 베타세포 파괴	유전적 경향이 강하며 비만, 노화, 스트레스 등에 의해 진행
비만 및 생활 습관과의 연계성	없음	있음
인슐린 분비	완전 결핍	감소되었거나 비교적 정상
사용 약물	인슐린	경구 혈당강하제, 인슐린

제1형 당뇨병과 제2형 당뇨병의 차이

약하다. 인슐린이 결핍된 상황이므로 반드시 인슐린 주사 치료가 필요하다.

제2형 당뇨병

전체 환자의 90~95%에 해당하는 제2형 당뇨병은 제1형 당뇨병과는 달리 나이가 들면서 흔하게 발생한다. 보통 30세 이상에서 발병해 예전에는 '성인형 당뇨병'이라고도 불렀지만, 최근에는 어린이와 청소년에게서도 발생률이 증가하고 있다.

제2형 당뇨병은 질병 초기에는 수시로 정상보다 높은 수준의 인슐린을 생산하지만, 인슐린 작용에 대한 저항성이 생겨 신체가 필요로 하는 인슐린양이 결국 부족하게 된다. 즉 인슐린의 표적세포인 간세포나 근육세포의 수용체에 이상이 생겨 포도당을 제대로 세포 안으로 이송하지 못하는 것이다.

과체중과 비만은 인슐린 저항성을 일으킬 가능성이 크므로 제2형 당뇨병의 주요 위험인자로 알려져 있다. 제2형 당뇨병의 치료는 보통 운동요법, 식이요법 그리고 경구혈당강하제 복용으로 충분한 경우가 많다. 그러나 질환이 상당히 진행되었으면 췌장 베타세포의 인슐린 분비 능력이 많이 떨어져 인슐린 주사 요법이 필요하다.

당뇨병의 증상

두 가지 유형의 당뇨병 모두 혈당이 크게 상승하면 비슷하게 '3다§ 현상'을 보인다. 포도당이 소변으로 지나치게 많이 빠져나가면 삼투압 현상에 의해 많은 물을 끌고 나가므로 소변량이 증가한다多尿. 이로 인한 수분 부족으로 목

3다(多) 현상

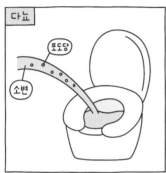

다뇨

포도당

소변

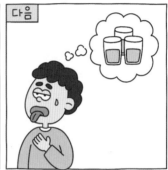

다음

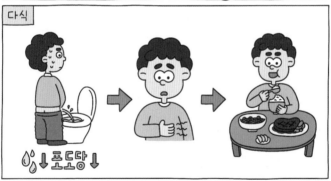

다식

💧↓포도당↓

마름이 심해져 물을 많이 마신다^{다뇨}. 세포의 주요한 에너지원인 포도당이 몸 밖으로 많이 배설되면서 배고픔이 심해지고 음식 섭취는 증가한다^{다식}.

제1형 당뇨병 환자의 증상은 갑작스럽게 그리고 극적으로 시작하는 반면 제2형 당뇨병은 서서히 진행되어 일부에서는 증상이 거의 나타나지 않을 수도 있다.

세포가 포도당을 이용할 수 없으므로 지방이나 근육 같은 다른 에너지원이 필요하다. 지방을 에너지원으로 사용하기 위해 간에서 분해하는 과정에서 '케톤'이라는 산성 물질이 생기는데 케톤이 지나치게 증가해 당뇨병성 케톤산증이 발생하면 혼수상태와 사망에까지 이를 수 있어 매우 위험하다.

당뇨병이 무서운 이유

당뇨병으로 고혈당 상태가 오래되면 혈관이 손상되고 좁아져 혈류가 줄어든다. 온몸의 혈관이 영향을 받을 수 있으므로 다양한 당뇨병 합병증이 발생한다. 뇌혈관에 영향을 미치면 뇌졸중이 발생하고, 눈에 영향을 미치면 실명을

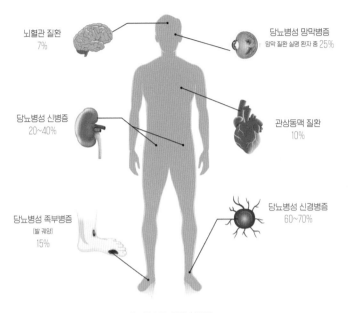

뇌혈관 질환
7%

당뇨병성 망막병증
망막 질환 실명 환자 중 25%

당뇨병성 신병증
20~40%

관상동맥 질환
10%

당뇨병성 족부병증
[발 궤양]
15%

당뇨병성 신경병증
60~70%

당뇨병으로 인한 합병증

유발하는 당뇨병성 망막병증이 생긴다. 당뇨병 환자는 실명 위험이 일반인보다 무려 25배나 높다. 또 심장질환, 만성 신질환을 유발하는 당뇨병성 신병증 그리고 발의 감각저하를 유도해 절단에까지 이르는 당뇨병성 신경병증 등도 발생한다.

우리나라는 특히 인구 10만 명당 당뇨병으로 인한 사망률이 32.3명으로, 다른 OECD 국가의 22.8명보다 높다. 당뇨병으로 인한 합병증은 일단 발생하면 치료도 어렵고 진행을 막기도 쉽지 않으므로 평소에 혈당 관리를 철저히 해야 한다.

5
우리가
살찌는
이유

자꾸만
배고파지는 이유

2019년 국제학술지 〈셀 메타볼리즘Cell Metabolism〉에 흥미로운 연구 결과가 발표되었다. 연구진은 2주 동안 초가공식품을 먹은 그룹과 가공하지 않은 음식을 먹은 그룹 간의 음식 섭취량과 체중 변화를 비교했다.

초가공식품 섭취 그룹은 비가공식품 섭취 그룹에 비해 하루 섭취 열량이 508kcal 더 많았다. 2주 후에 측정한 몸무게는 초가공식품을 먹은 그룹은 1kg 증가했지만, 비가공식품을 먹은 그룹은 1kg이 감소해 차이는 2kg이나 되었다. 단순히 초가공식품을 먹은 것만으로도 더 먹고 체중은 증가한 것이다. 왜 이런 일이 벌어진 것일까?

포만감을 결정하는 것은 음식의 종류

포만감satiety이란 '넘치도록 가득 차 있는 느낌', 즉 음식을 먹고 만족스럽게 배부른 상태 혹은 그 느낌을 말한다. 그런데 음식의 종류에 따라서 우리가 느끼는 포만감은 충분히 달라질 수 있다. 같은 양을 먹어도 어떤 음식은 매우 배부르지만 다른 음식은 그렇지 않아서 과식할 위험이 크다는 것이다.

예를 들어 우리가 500kcal의 아이스크림을 먹었을 때와 500kcal의 브로콜리나 삶은 달걀을 먹었을 때 느끼는 포만감은 분명히 다르다. 어떤 음식을 택하느냐에 따라서 우리가 먹는 총열량이 달라질 수 있다.

포만감 지수란 음식 섭취 후 배고픔의 감소, 배부름의 증가, 다음 몇 시간 동안 열량 섭취의 감소 정도를 수치화한 것으로, 적게 먹어도 빨리 배부른 정도를 알 수 있다. 포만감 지수가 낮은 음식을 먹으면 쉽게 배가 고파져 결국 많이 먹게 되고 포만감 지수가 높은 음식을 먹으면 덜 먹게 되어 체중을 줄일 수 있다.

삶은 감자의 포만감 지수는 크루아상보다 무려 7배나 높다. 이 외에도 포만감 지수가 높은 음식은 쇠고기, 달걀, 콩, 과일 등 가공을 덜 한 식품이다. 반면 포만감 지수가 낮은 음식은 도넛과 케이크 등 가공 정도가 높은 음식이다. 포만감 지수가 높은 음식을 주로 먹는다면 식사량이 저절로 줄어 체중 걱정을 크게 하지 않아도 될 것이다.

음식 섭취를 조절하는 핵심 중추, 시상하부

아몬드만 한 크기의 시상하부는 시상 아래, 뇌줄기 위쪽에 위치하고 다양한 기능을 가진 작은 신경핵들로 구성되어 있다. 시상하부는 자율신경계의 활동 조절, 뇌하수체를 통한 내분비계 활동 조절, 체온 조절, 음식물 섭취와 수분 대사 조절, 정서와 행동 조절 등에 관여한다. 특히 시상하부는 우리 몸의 음식 섭취를 조절해 에너지 균형 유지 과정에서 핵심적인 역할을 하는 중요한 부위이다.

시상하부에는 포만감을 느끼는 포만 중추가 자리 잡고 있다. 포만 중추가 있는 부위에 전기 자극을 주어 신경조직을 손상하면 포만감을 느끼지 못하고 무한정 먹게 되어 엄

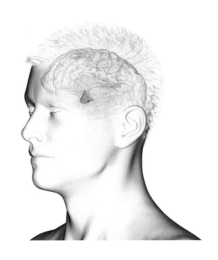

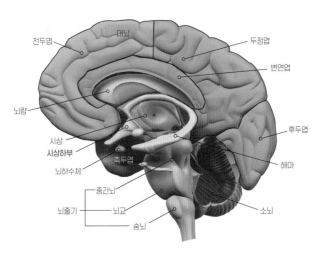

전두엽　　　대뇌　　　　　　　　두정엽

　　　　　　　　　　　　　　　변연엽

뇌량

시상

시상하부

뇌하수체　　　측두엽

　　　　　　　　　　　　　후두엽

　　　　　　　　　　　　　해마

　　중간뇌

뇌줄기　　뇌교

　　숨뇌

　　　　　　소뇌

시상하부의 위치

청난 비만이 된다. 시상하부에는 포만감뿐 아니라 배고픔을 느끼는 중추도 있다. 배고픔 중추를 제거하면 배고픔을 느끼지 못하므로 음식 먹기를 거부해 거식증을 유발한다.

물론 음식 섭취가 포만 중추와 배고픔 중추 두 곳에서만 조절되는 것은 아니다. 시상하부는 교감신경과 부교감신경 신호, 췌장에서 분비되는 인슐린, 지방세포에서 분비되는 렙틴, 위장관에서 분비되는 그렐린, 콜레시스토키닌 등과의 복잡한 상호작용을 통해 음식 섭취를 세밀하게 조절한다.

장기적인 에너지의 균형 조절에 관여하는 인슐린과 렙틴

혈당을 낮추는 호르몬으로 잘 알려진 인슐린은 에너지 균형 유지를 위해 뇌에 식욕 억제 신호를 보내는 호르몬이다. 인슐린을 뇌 내로 투여하면 음식 섭취 증가에 관여하는 신경의 활성은 억제되고 포만감을 증진하는 신경의 활성은 증가하는 것이 관찰된다.

지방세포에서 만들어지는 호르몬인 렙틴의 분비는 체중이 늘면서 지방세포가 커지면 증가한다. 증가한 렙틴은 시

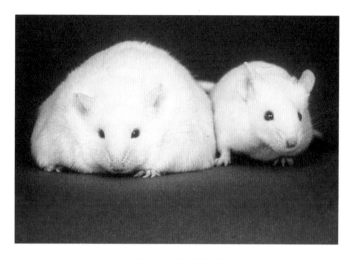

ob/ob 생쥐(왼쪽)와 정상 체중 생쥐(오른쪽)

상하부의 포만 중추에 신호를 보내 식욕을 억제한다. 체중이 늘었으니 이제 그만 먹으라는 신호를 보내 우리를 덜 먹게 하는 것이다. 그리고 에너지 소비를 증가시킨다. 우리 몸의 에너지 균형을 유지하는 아주 훌륭한 되먹임 기전이라고 할 수 있다.

렙틴은 1994년 록펠러대학교의 제프리 프리드먼이라는 학자가 발견했다. 그는 엄청나게 뚱뚱한 생쥐를 가지고 비만을 연구하고 있었다. 이 쥐는 비만인 상태를 뜻하는 단어 'obese'를 따서 'ob/ob 생쥐'라고 불렸는데, 일반 쥐에 비해 엄청나게 먹어댔고 활동량은 현저히 적었다. 움직임이라곤 먹이를 찾아 뒤뚱뒤뚱 기어가는 것뿐이었다. ob/ob 생쥐는 시상하부에 포만감 신호를 보내는 유전자가 결핍된 것으로 밝혀졌다.

프리드먼은 이 유전자에 '마른' 혹은 '날씬한'이라는 뜻을 가진 그리스어 'leptos'에서 따온 '렙틴leptin'이라는 이름을 붙였다. 렙틴이 결핍된 ob/ob 생쥐에게 렙틴을 투여했더니 식욕이 줄고 활동량은 현저히 늘어 체중이 극적으로 줄어들었다. 비만을 연구하던 학자들은 놀라운 사실에 크게 고무되었다.

렙틴에 관한 연구 결과가 발표되던 학회장에는 입추의 여지가 없을 정도로 많은 사람이 몰려들었다. 비만 연구에 서광이 비쳤다고 얘기하는 사람들도 있었다. 제약회사 암젠은 임상실험도 하기 전에 렙틴의 특허권을 3,000만 달러에 사들였을 정도였다.

단기적인 음식 섭취 조절에 관여하는 위장관 호르몬

우리가 섭취한 음식물을 소화하고 흡수하는 데 관여하

는 위장관에서는 다양한 호르몬을 만들어 음식 섭취 조절에 관여하고 있다. 혈당 수치가 일정 수준 아래로 떨어지고 위가 비면, 위의 세포에서 배고픔 호르몬이라 불리는 '그렐린'이 분비된다. 그렐린은 위산 분비와 위장의 운동을 증가시킨다. 배가 고파지는 것이다. 아울러 그렐린은 음식으로부터 얻는 보상을 증가시키는 작용도 한다. 음식이 들어오고 위가 늘어나면 그렐린 분비가 멈추고 뇌에 신호를 보내더는 배가 고프지 않음을 알린다.

우리가 뭔가를 먹고 영양소 섭취가 증가하면 장에서는 언제 그만 먹을지를 결정하는 데 도움을 주고 소화 과정을 촉진하는 여러 펩타이드 호르몬콜레시스토키닌, PYY, GLP-1 등이 분비된다. 이들 호르몬은 '이제 충분히 먹었으니 그만 숟가락을 놓아라.' 하는 포만 신호를 시상하부에 보내 음식을 그만 먹게 한다.

식욕은 수면욕이나 성욕에 앞서는 생존과 관련된 매우 원초적인 욕망이다. 인간은 생존을 위해 식욕 조절 기전을 매우 세밀하게 발전시켜 왔다. 음식 섭취나 음식에 대한 욕구는 시상하부의 통제를 받는 복잡한 호르몬의 상호작용으로 조절된다.

앞서 살펴본 초가공식품 섭취 그룹과 비가공식품 섭취 그룹 간에 음식 섭취량과 체중의 차이가 나타난 이유는 호르몬의 변화와 관련이 있었다. 연구진의 설명에 따르면 비가공식품을 섭취한 그룹에서 배고픔 호르몬인 그렐린은 감소하고 포만감 호르몬은 증가했다고 한다. 초가공식품은 대부분 고당분, 고지방 음식이므로 많은 사람이 좋아하는 맛이다. 하지만 포만감 지수가 낮아 포만감을 느끼는 데 오래 걸린다. 따라서 우리는 초가공식품을 더 빨리, 더 많이 먹게 된다.

비만 해결의 열쇠, 렙틴 저항성

뚱뚱한 사람에게 식욕 억제 호르몬인 렙틴을 투여하면 정말로 살이 빠질까? ob/ob 생쥐처럼 비만한 사람이 만약 렙틴이 부족해서 살이 찐 것이라면 렙틴을 주사하면 아주 효과적으로 살이 빠질 것이다.

실제로 렙틴 유전자 돌연변이 때문에 렙틴이 만들어지지 않아 엄청난 비만이 된 어린이에게 렙틴을 투여하자 체중이 빠르게 줄어들었다. 멈출 줄 모르고 끝없이 먹어대던 식욕이 감소했고 활동량은 증가했으며 사춘기도 정상적으로 시작했다.

하지만 일반 비만인을 대상으로 한 렙틴 연구는 대부분 실망스러운 결과를 보였다. 렙틴 투여에 효과를 보인 비만인은 얼마 되지 않았던 것이다. 그 이유는 무엇일까?

렙틴과 그렐린

렙틴은 피하 지방에서 만들어지는 호르몬으로, 피하 지방이 증가하면 렙틴도 증가한다. 체지방량이 증가한 뚱뚱한 사람은 렙틴을 많이 분비하는 것이다. 렙틴 결핍으로 살이 쪘던 ob/ob 생쥐나 렙틴 유전자 돌연변이를 가진 사람과는 다른 상황이라고 할 수 있다.

문제는 렙틴이 선천적으로 결핍된 사람은 전 세계적으로 수십 명에 불과할 뿐이라는 것이다. 대부분의 비만한 사람은 체지방 증가에 따라 렙틴 농도의 증가세를 보인다. 즉 렙틴이 넘치고도 남을 정도로 풍부한 것이다. 그런데 왜 식욕이 줄어들지 않을까? 렙틴은 충분히 분비되었지만, 렙틴이 시상하부에 신호를 적절히 전달하지 못해 뇌에서는 렙틴이 부족하다고 느끼는 것이다.

우리 몸의 에너지는 충분하지만, 우리 뇌는 '굶주리고 있다. 배고프다.'라고 느낄 수도 있다. 이를 '뇌 굶주림'이라 표현한다. 이 상황에서 우리 몸은 에너지 저장을 늘리고 소모는 줄이는 방향으로 작동한다.

인류는 오랜 세월 지구에서 살아오면서 대부분을 수렵-

채집인으로 살았다. 농업이 시작된 것은 불과 1만여 년 전의 일이다. 풍요와 빈곤의 시대를 번갈아 겪었을 것이고, 식량 공급은 안정적일 때보다는 불안할 때가 더 많았을 것이다. 그리하여 인류는 기근 상태에서 살아남기 위한 진화적 적응이 필요했을 것이다. 궁핍한 시기를 헤쳐 나가는 데 도움을 준 호르몬이 바로 렙틴과 그렐린이다.

먹을거리가 많은 시기에는 가능한 한 많이 먹고 남는 에너지는 지방세포에 저장했다. 먹을거리가 부족한 결핍의 시기에는 저장된 지방을 사용해 필요한 에너지를 충당하게 되는데, 지방조직이 줄어들면 렙틴 농도가 감소한다. 렙틴이 감소하면 우리 몸의 에너지 소비가 줄어들고, 갑상샘호르몬의 작용이 억제된다. 우리 몸의 신진대사를 조절하는 갑상샘호르몬의 감소는 에너지 소모를 최소화하는 효과를 보인다. 반면 배고픔 호르몬인 그렐린은 증가해 굶주림을 면하기 위해 주변의 초근목피라도 먹도록 한다.

인슐린 과잉과 렙틴 저항성

하지만 지금은 먹을거리가 넘쳐나는 시대다. 음식을 사

시사철 손쉽게 구할 수 있고 고열량 음식도 흔해졌다. 우리는 지나친 음식 섭취로 체지방 증가의 위험에 항상 노출되어 있다.

우리 몸의 지방량이 늘어났다는 말은 잉여 에너지가 많다는 것을 의미한다. 남는 에너지는 지방세포에 더 많이 저장되고 지방세포에서는 렙틴을 더 많이 만든다. 렙틴은 시상하부의 렙틴 수용체에 결합해 그 작용을 나타낸다. 렙틴 농도가 적절한 상황에서는 렙틴에 반응하는 수용체의 수가 적절하게 유지되지만, 렙틴 농도가 오랫동안 지나치게 높은 상황에서는 렙틴 수용체의 민감도가 저하되거나 수가 줄어드는 현상이 나타난다. 렙틴은 충분히 많이 있으나 효율적으로 작용하지 못하는 상황, 즉 '렙틴 저항성'이 나타나는 것이다. 렙틴 저항성이 생기면 시상하부에서는 음식을 먹어도 적절한 포만감을 느낄 수 없다. 계속 몸의 에너지가 부족하다고 느끼므로 식욕을 억제하기 어려워진다.

문제는 우리의 시상하부는 이렇게 렙틴이 지속적으로 높아진 상황을 거의 경험하지 못했다는 것이다. 렙틴 저항성이야말로 비만 유행의 이유를 밝혀 줄 핵심 열쇠라고 주장하는 사람들이 있다. 만약 렙틴 저항성 문제를 잘 해결한다면 비만 문제 해결에 있어서 획기적인 전기를 마련할 수 있다는 것이다.

우리는 살면서 렙틴이 정상적으로 활동을 멈추는 두 번의 시기를 경험하는데, 하나는 임신이고 또 다른 하나는 사춘기이다. 이 시기에는 지방량, 체중 그리고 렙틴 분비가 증가하지만, 식욕이나 음식 섭취는 줄어들지 않는다. 그 이유는 렙틴 저항성이 있는 고렙틴혈증 상태이기 때문이다. 임신 기간과 사춘기에는 렙틴뿐만 아니라 인슐린 분비의 증가, 즉 인슐린 과잉 상태가 관찰된다. 이는 비만한 사람도 마찬가지다.

인슐린 과잉과 렙틴 저항성은 아주 밀접한 관련이 있다. 인슐린 수치가 높으면 렙틴 저항성이 발생할 가능성이 커진다. 복내측 시상하부에 만성적으로 인슐린이 증가한 상황에서는 포만 중추에 보내는 렙틴의 신호가 억제된다. 즉 높아진 인슐린이 렙틴에 대한 억제제로 작용할 수 있다.

현대인의 인슐린 분비 반응은 과거 사람들보다 매우 증가한 상황이고, 전체 비만 인구의 약 80%는 인슐린 과잉을 나타낸다. 렙틴 저항성을 해결하려면 인슐린 수치를 낮춰야 한다. 그런데 문제는 우리가 즐겨 먹는 요즘의 음식은 혈당치를 쉽게 올리고 급속한 인슐린 분비를 유도하는 혈당 지수가 높은 음식이 많다는 것이다.

다이어트를 하면 배가 더 고픈 이유

우리는 보통 배고플 때 음식을 먹고, 배가 부르면 수저를 내려놓는 습관을 오랫동안 지키면서 살아왔다. 하지만 지금은 배가 고프지 않아도 먹는 경우가 많다. 우리를 유혹하는 맛있는 음식과 알록달록한 디저트, 전화 한 통이면 낮이건 밤이건 집 앞까지 배달되는 다양한 음식 등 언제든 음식을 손쉽게 구할 수 있다. 배도 고프지 않은데 수시로 음식을 먹는다면 체중은 당연히 늘어날 수밖에 없다. 그래서 수시로 다이어트를 하는 청소년들이 많다. 그런데 왜 우리는 덜 먹는 다이어트를 하면 더 배가 고플까? 다이어트를 하기 전보다 음식에 대한 갈망이 더 커지는 이유는 무엇일까?

S 사이즈 옷을 입기 위해 먹는 양을 갑자기 줄인다면 우리 몸에서는 어떤 반응이 나타날까? 우리 몸의 렙틴 농도는 체지방이 줄어드는 것보다 급속히 감소해 렙틴 부족 상

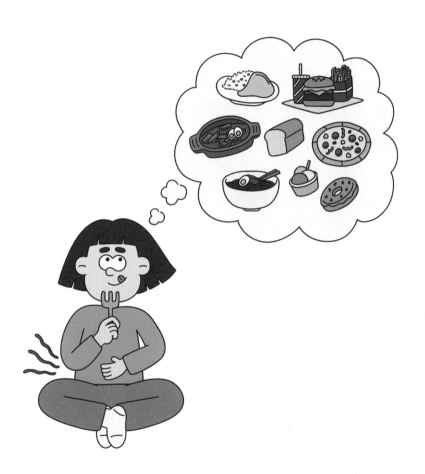

태를 초래하는데, 이는 일종의 렙틴 저항성 상태라 할 수 있다.

그러면 우리 몸은 에너지가 공급되지 않는 비상 상황에 대처하기 위해 에너지 저장을 늘리고 에너지 소모는 줄이는 반응을 보인다. 이것은 우리가 조상으로부터 물려받은 절약 유전자의 특성이다. 렙틴과 반대 작용을 하는 그렐린은 증가해 식욕이 폭발하고, 전에는 눈길도 주지 않았던 음식조차 맛있어 보이게 된다. 결국 주체할 수 없는 식욕 때문에 다이어트는 실패할 가능성이 훨씬 커진다.

다이어트에 성공했다고 해도 안심할 것은 아니다. 호르몬의 변화는 오랫동안 계속된다. 열량 제한 다이어트 후의 호르몬 변화를 알아본 호주 멜버른대학교 연구팀에 따르면, 피실험자들은 평균 10% 정도의 체중 감량에 성공하고 난 후 1년 동안 포만감 호르몬인 렙틴 농도는 35% 감소했지만 배고픔 호르몬인 그렐린은 계속해서 높아지는 변화를 보였다.

이들은 체중이 감소하는 동안에도 지속적인 식욕의 증가를 경험했으며, 감량 후 1년이 지났어도 여전히 배고픔을 느낀다고 답했다. 만약 다이어트를 끝내고 예전의 식단으로 돌아간다면, 몸은 계속 절약 모드에 있었으므로 같은 양을 먹어도 전보다 더 효율적으로 에너지를 저장하게 된다. 체중은 줄이기도 어렵지만 줄인 체중을 유지하는 것이 더 힘든 이유가 바로 이 때문이다.

먹는 즐거움과
제대로 잘 먹기

사람이 사는 데 필요한 3대 조건인 '의식주' 중 가장 중요한 것은 뭐니 뭐니 해도 '식'이다. 우리는 늘 먹는다. 먹어야한다. 먹는 것의 중요성은 아무리 강조해도 지나치지 않다. 기왕 먹는 것, 즐겁게 잘 먹으면 좋지 않을까?

You are what you eat!

《미식 예찬》을 쓴 프랑스의 법관이자 유명한 미식가인 브리야 사바랭은 '당신이 어떤 음식을 먹는지 내게 알려달라. 그러면 나는 당신이 어떤 사람인지 얘기해 줄 수 있다.'라고 말했다. 즉, '당신이 먹는 것은 곧 당신 자신이다.'라는 얘기이다.

이 말은 '나는 내가 먹는 대로 된다'로 바꿀 수 있다. 그만큼 먹는 것이 중요하다는 것이다.

먹는 즐거움

음식을 먹는 것은 우리에게 살아갈 영양분을 공급할 뿐만 아니라 정서적 즐거움까지 준다. 즐겁기 위해서 음식을 먹는 동물은 인간밖에 없다. 가족이나 친구들과 함께했던 즐거운 식사는 매우 소중한 추억이다.

우리 뇌는 생존을 위해 반복해야 하는 경험을 할 때 그것을 즐거움으로 인식한다. 먹어야 살아남을 수 있으므로 우리는 먹는 행위에서 큰 즐거움을 얻도록 진화해 온 것이다. 이는 성공적인 생존을 위해 매우 유리한 본능인데, 우리 조상들은 먹는 즐거움이 있으므로 매일 음식을 찾았다. 먹는 즐거움은 음식을 구하는 데 들였던 노고를 단숨에 잠재우는 효과가 있었다. 만약 음식을 먹는 것이 괴로운 경험이었다면, 인류는 일찍이 지구상에서 사라졌을 것이다.

보상과 도파민

우리가 음식을 먹는 이유는 음식을 먹음으로써 달콤함, 포만감, 만족감 같은 보상을 얻기 때문이다. 보상이란 어떤 행동을 했을 때 즐거움을 느끼고, 그 즐거움으로 다시 그 행동을 강화하는 과정이다. 우리는 보상이 있으므로 아침에 일찍 일어나서 학교에 가고 공부를 한다.

'쾌락 경로'라고도 불리는 보상을 관장하는 경로는 복측 피개부와 측좌핵 사이의 신경 경로이다. 쾌락 경로에서는 도파민이라는 신경전달물질이 중요한 역할을 한다. 어떤 자극으로 도파민이 증가하면 즐겁고 행복한 감정이 유발된다. 뇌는 이 감정을 지속하고 더 큰 즐거움과 행복감을 위해 적극적으로 자극을 찾는다. 음식을 먹는 행위는 뇌의 쾌락 경로를 자극해 도파민을 분비하고 기분을 좋게 만든다. 이렇게 음식으로부터 보상을 얻기 때문에 인간은 생존에 꼭 필요한 음식을 먹게 된다.

우리는 바람직한 보상을 얻으면 그 행동을 더 하게 되는데, 이를 '긍정적 강화'라고 한다. 음식을 먹는 것이 바로 긍정적 강화의 예다.

렙틴 저항성과 인슐린 저항성

 음식으로부터 얻는 보상이 음식마다 비슷한 것은 아니다. 모든 음식은 쾌락 중추를 자극하지만, 특히 더 효과적으로 이를 자극해 도파민을 올리는 음식은 설탕, 소금, 지방이 절묘하게 조합된 가공식품이다.

 《과식의 종말》의 저자인 데이비드 케슬러는 도파민 수치를 특히 더 높이는 것이 가공식품이라고 지적한다. 식품 산업은 달고, 짜고, 기름진 가공식품을 만들어 소비자에게 판매하고, 이를 먹은 소비자는 쾌락 중추가 자극되는 경험을 하게 된다. 이 달콤한 경험을 잊지 못한 소비자는 또다시 가공식품을 찾게 되고, 이는 쾌락 경로의 교란을 유도해 과식과 음식 중독에까지 이를 수 있다는 것이다. 이렇게 자극이 특히 강한 음식을 《음식 중독》(박용우 저)에서는 '쾌미 음식hyper-palatable food'이라고 칭한다. 쾌미palatability를 주는 음식, 즉 달콤한 쿠키나 아이스크림, 티라미수 케이크는 마냥 먹을 수 있겠지만, 쌀밥이나 당근을 폭식하는 경우는 거의 없다.

 정상적일 때는 음식을 충분히 먹으면 지방세포에서 분

비한 렙틴이 복측피개부에 신호를 보내 도파민 분비를 억제한다. 즉 음식으로부터 얻는 보상이 줄어드는 것이다. 처음처럼 맛이 없으므로 숟가락을 놓고 그만 먹게 된다.

하지만 렙틴 저항성이 생겼다면 쾌락 중추에서 도파민이 제거되지 않아, 더 먹고 싶은 충동을 계속 느끼게 되고, 과식으로 이끌 수 있다.

인슐린도 도파민을 제거하는 작용이 있다. 식사하면서 인슐린 수치가 상승하면 도파민이 감소하고 우리는 음식으로부터 얻는 보상이 줄어든다. 이것도 역시 우리를 과식으로부터 보호하는 장치라고 할 수 있다.

하지만 인슐린 저항성이 생겼다면 이는 렙틴 저항성으로 이어지고 쾌락 중추에서 도파민이 제거되는 것을 막는다. 충분히 먹었지만 숟가락을 놓지 못한다. 이런 현상을 쾌락 경로가 교란되었다고 표현한다. 결국 더 큰 자극이 필요해져 고당분·고지방의 패스트푸드를 더 탐하게 되는 것이다.

제대로 잘 먹기란 매우 중요하다. 자극성 강한 가공식품은 도파민, 렙틴 그리고 인슐린의 불균형을 유도해 쾌락 경로의 교란을 초래할 수 있다.

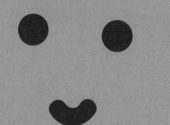

6
뼈 건강과
골다공증

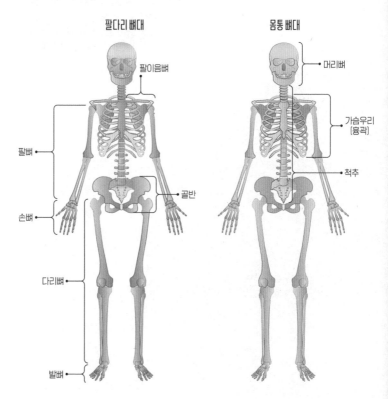

우리 몸의 뼈

칼슘 항상성 유지에
이바지하는 호르몬

뼈의 중요성

우리 몸을 지탱하고 몸속 여러 장기를 보호하는 역할을 하는 뼈는 신체 건강에 매우 중요하다. 생존에 꼭 필요한 무기질인 칼슘의 저장소체내 칼슘의 97%가 뼈에 존재함이며 골수에서는 백혈구를 만들기도 한다.

뼈는 가만히 있는 정적인 조직이 아니라 쉴 새 없이 변화하는 매우 동적인 조직이다. 새로운 뼈는 조골세포에서 계속 만들어지고, 늙고 병든 세포는 파골세포가 계속해서 제거한다. 조골세포가 뼈를 만들고 파골세포가 뼈를 제거하는 과정을 '뼈의 재구성bone remodeling'이라고 하는데, 이 과정은 뼈의 양과 밀도를 일정하게 하는 데 매우 중요하다.

뼈 건강의 가장 해로운 적인 골다공증은 조골세포와 파골세포 간의 균형이 허물어지면 발생한다.

뼈의 강도와 밀도를 유지하며 건강한 뼈를 가지려면 조골세포와 파골세포의 균형을 잘 잡아주어야 한다. 체내 칼슘 항상성 유지에 이바지해 뼈를 건강하게 하는 데 관여하는 호르몬을 알아보자.

① 부갑상샘에서 만들어지는 '부갑상샘호르몬'은 혈액 내 칼슘 수치가 감소하면 분비가 증가해 칼슘 농도를 일정하게 유지한다. 부갑상샘호르몬은 뼈에서 칼슘을 가져와 혈액 내 칼슘 농도를 증가시키는데, 이 작용이 너무 세지면 뼈의 밀도와 강도는 떨어지고 뼈는 결국 약해진다.

② 갑상샘에서 만들어지는 '칼시토닌'은 혈액 내 칼슘 수치가 높은 상황에서 분비되어 파골세포 작용을 억제해 뼈의 칼슘양을 높이는 작용을 한다. 칼시토닌은 부갑상샘호르몬과는 반대 작용을 해 칼슘 항상성 유지에 이바지한다.

③ 비타민D의 대사산물인 '칼시트리올'은 소장에서 칼슘의 흡수를 높이는 호르몬이다. 비타민D가 부족하면 체내 칼슘 수치는 감소한다. 아울러 칼시트리올은 부갑상샘

호르몬 분비를 자극해 파골세포를 활성화하기도 한다.

④ 성장기 뼈 성장에 중요한 성장호르몬은 조골세포를 활성화해 성인기의 뼈 건강에도 중요한 역할을 한다. 나이가 들면서 성장호르몬이 감소하면 뼈 밀도는 줄어든다.

⑤ 부신피질에서 만드는 스테로이드 호르몬의 하나인 '당질부신피질호르몬'은 조골세포의 기능을 억제하고 뼈의 파괴를 증가시킨다. 이는 스테로이드 제제를 오래 사용하는 사람에게 나타나기 쉬운 부작용인 골다공증의 원인이 된다.

⑥ 폐경이 지난 여성의 난소에서는 '에스트로겐' 생성이 급격히 감소한다. 파골세포 활성을 억제하던 에스트로겐의 결핍은 뼈 파괴의 증가를 가져온다. 이로 인해 폐경 후 여성에게는 뼈 무기질 양과 강도가 떨어지는 골다공증이 자주 발생한다.

⑦ 남성호르몬인 '테스토스테론'은 일부가 자연적으로 에스트로겐으로 전환된다. 만약 테스토스테론 수치가 낮아지면 뼈 손실이 유발될 수 있다.

노년기의 불청객, 골다공증

말 그대로 뼈에 숭숭 많은 구멍이 생기는 질환인 골다공증은 뼛속을 채우던 뼈 성분이 빠져나가 뼈의 강도와 밀도가 매우 낮아지는 것을 말한다.

우리나라 골다공증 환자는 날로 늘어나고 있는데, 통계에 의하면 2015년 82만2천 명에서 2019년 107만 9천 명으로 꾸준히 증가했다. 특히 고령층에서의 환자가 많아 전체 환자 수의 82%는 60세 이상이다.

골다공증은 남성도 발생하지만, 여성의 비율이 94%나 될 정도로 압도적이다. 특히 폐경 후 여성에게 더 많이 발생해 50세 이상 여성의 37%, 70세 이상 여성의 68%에서 골다공증이 발견된다. 폐경 후 여성에게서 골다공증 발생률이 더 높은 이유는 여성호르몬인 에스트로겐이 급격히

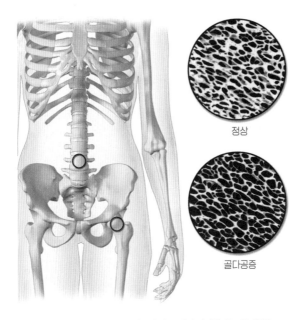

정상

골다공증

뼈의 무기질과 단백질이 줄어들어 뼈 조직이 엉성해지는 골다공증

감소하기 때문이다. 에스트로겐은 파골세포의 활성을 억제
해 뼈 손실을 막고 뼈 밀도를 유지하는 데 크게 이바지하는
호르몬이다.

골다공증의 심각한 문제점은 약해진 뼈가 부러지는 골
절이다. 골다공증 골절은 전 세계에서 3초에 한 번씩 발생
할 정도로 매우 흔하다. 골다공증 환자의 뼈는 재채기를 하

거나 식탁에 살짝 부딪히는 작은 충격으로도 쉽게 부러진
다.

일단 골절이 발생하면 4명 중 1명에서 1년 이내에 다시
골절이 나타날 정도로 재골절의 위험이 매우 크다. 골절이
많이 발생하는 부위는 손목, 척추 그리고 넓적다리 관절이
다. 넓적다리 관절 부위의 골절로 인한 사망률은 17.4%로
매우 높으며 10명 중 1.5명은 1년 이내에 사망한다. 노년기
에 발생한 척추 및 넓적다리 관절 골절은 일상생활을 어렵
게 해 삶의 질을 낮춘다. 아울러 의료비와 돌봄비용 등 사
회적 부담도 많이 증가하고 있다.

골다공증을 예방하려면

골다공증은 예방하는 것이 무엇보다 중요하다. 칼슘은
튼튼한 뼈를 만들고 유지하는 것을 도와준다. 멸치나 미역
등 해조류와 우유, 치즈, 요구르트 등 유제품을 충분히 섭
취하는 것이 좋다. 비타민D는 골다공증 예방과 뼈 건강에
중요한 영양소이다. 음식을 통해서도 섭취할 수 있지만, 햇
볕의 자외선에 의한 피부 합성으로도 형성된다. 비타민D

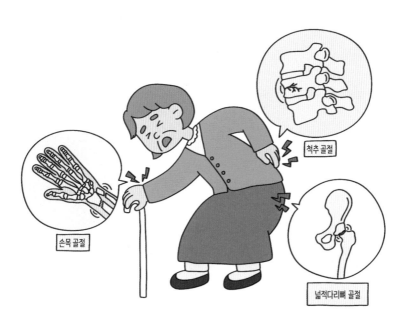

골다공증 환자에서 골절이 잘 발생하는 부위

는 소장에서의 칼슘 흡수를 높이고 뼈 안에 무기질을 잡아 두는 데 꼭 필요하다.

뼈 밀도를 유지하는 데 가장 좋은 것은 꾸준한 운동이다. 튼튼한 뼈를 위한 기초는 뼈가 한창 성장하고 발달할 시기 인 어렸을 때부터 다져야 한다. 뼈 무기질 밀도가 10% 증 가하면 골다공증 발병은 13년 정도 지연된다. 평생 계속해 서 재구성되고 교체되는 살아 있는 조직인 뼈의 건강은 평 생에 걸쳐 보살펴야 한다.

7
일당백의 용사,
갑상샘호르몬

갑상샘호르몬의
역할

갑상샘은 목 앞쪽 중앙에 있고, 우리 몸의 내분비 기관 중 피부에서 가장 가까운 곳에 있는 내분비샘이다. 정면에서 보면 날개를 편 나비 모양으로 생긴 두 개의 엽으로 이루어져 있다. 갑상샘의 한쪽 날개는 폭이 2cm, 높이 5cm 정도이고, 무게는 양쪽을 합해 약 15~20g 정도다.

갑상샘은 시상하부의 '갑상샘자극호르몬방출호르몬TRH'과 뇌하수체의 '갑상샘자극호르몬TSH'의 신호를 받아 갑상샘호르몬을 만든다. 갑상샘호르몬은 요오드가 3개인 트라이아이오도타이로닌T3과 요오드가 4개인 타이록신T4이 있다. 갑상샘은 약 2~3달 정도는 충분히 사용할만 한 갑상샘호르몬T3와 T4을 만들어 저장하고 있다가 필요할 때 혈액으로 분비한다. 갑상샘에서 만드는 호르몬에는 칼슘 항상성

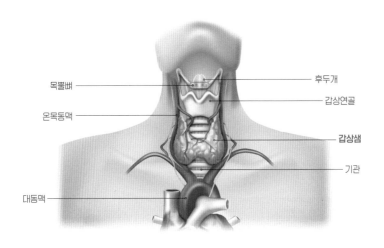

목뿔뼈

온목동맥

대동맥

후두개

갑상연골

갑상샘

기관

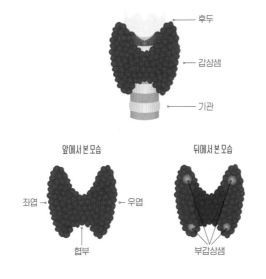

후두

갑상샘

기관

앞에서 본 모습

뒤에서 본 모습

좌엽

우엽

협부

부갑상샘

갑상샘의 위치와 모양

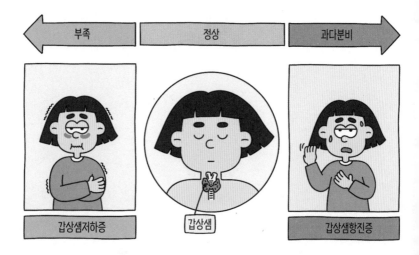

조절에 관여하는 칼시토닌도 있다.

'작지만 강한 일당백의 용사'인 갑상샘호르몬은 에너지 조달 명령을 싣고 혈관을 타고 이동해 각종 장기로 전파한다. T3와 T4는 우리 몸 전체의 에너지 공급과 소비를 관장하는 중요한 역할을 한다. 체온 유지에 꼭 필요하고 심장, 뇌, 근육 등을 비롯한 모든 장기와 조직이 제 기능을 할 수 있도록 도와준다.

갑상샘호르몬이 부족_{갑상샘저하증}하면 우리 몸은 한없이 무겁고 기력이 없어지며 추위에 약해진다. 반대로 갑상샘호르몬이 과도하게 분비_{갑상샘항진증}되면 정반대의 현상이 나타나는데, 더위를 못 참고 심장은 쿵덕쿵덕 빨리 뛰는 등 전체적인 신진대사의 항진 증세가 나타난다.

갑상샘 질환은 꽤 흔한 질병이다. 우리나라 사람에게 가장 흔한 것은 갑상샘저하증으로, 갑상샘항진증보다 5배 많다. 통계에 따르면, 갑상샘저하증 환자 중 여성이 83.5%를 차지해_{2020년} 남성보다 5배 이상 많다.

갑상샘저하증과
갑상샘항진증

갑상샘저하증

갑상샘 기능이 저하되면 쉽게 피로해지고 유난히 감기에 잘 걸리고 피부가 마르는 것 같고 변비가 심하고 체중이 늘어날 수 있다. 여기서 한 걸음 더 진행하면 얼굴이 푸석푸석해지고 목소리는 쉬고 온몸이 나른해진다. 아울러 관절과 근육이 쑤시고 머리카락이 빠지고 기분이 우울하며 기억력이 감퇴하기도 한다. 콜레스테롤 수치는 올라가고, 여성은 생리의 양이 많아지며 주기도 불규칙해진다.

갑상샘 기능이 떨어져 갑상샘호르몬의 분비가 부족하면 뇌하수체의 갑상샘자극호르몬 분비가 늘어난다. 갑상샘은 갑상샘자극호르몬의 명령을 받아 호르몬 분비를 늘리기 위

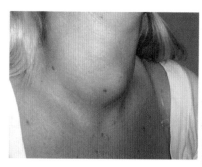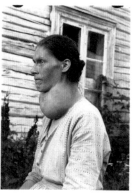

갑상샘종이 생기면 갑상샘은 맨눈으로도 보이고 만질 수 있을 정도로 크기가 커진다.

해 고군분투하지만, 별로 효과가 없고 갑상샘의 크기 자체만 커지는 갑상샘종이 나타난다. 갑상샘은 겉에서 보이지도 않고 만져지지도 않지만, 갑상샘종이 생기면 심할 경우 크기가 사과만큼 커질 수도 있다. 심한 갑상샘저하증인 점액부종이라는 최악의 상황에서는 우리 몸의 모든 스위치가 꺼질 수도 있다. 체온과 혈압이 떨어지고 호흡이 느려지다가 혼수상태를 거쳐 결국 죽음에 이른다.

전 세계적으로 가장 흔한 갑상샘호르몬 부족의 원인은 요오드 부족이다. 요오드는 갑상샘호르몬을 만드는 데 필요한 핵심 재료로, 요오드가 없으면 갑상샘은 아무 일도 하지 못한다. 요오드를 함유한 소금을 조미료로 쓰는 나라에서는 요오드 결핍 사례가 극히 드물다. 우리나라 사람들은 김이나 미역 등 해조류를 통해 요오드를 충분히 섭취하므로 요오드가 부족한 경우는 거의 없다. 천일염이 들어 있는 된장이나 간장 등 장류, 젓갈, 김치 등에도 요오드가 많이 들어 있다.

갑상샘 자체에 문제가 생겨도 갑상샘저하증이 발생할 수 있다. 자기의 갑상샘을 공격하는 자가면역항체가 생기면 아군과 적군을 구별하지 못하고 자신의 갑상샘 세포를 파괴한다. 일본인 의사 하시모토 하카루가 1912년 최초로 규명한 병으로 그의 이름을 따서 '하시모토 갑상샘염'이라고 부른다. 또 갑상샘항진증 수술로 갑상샘이 제거되어 갑상샘 기능이 저하할 수도 있다.

갑상샘저하증은 갑상샘호르몬을 보충해 치료한다. 갑상샘호르몬은 T3와 T4 모두 사용할 수 있지만, 갑상샘저하증 치료에는 T4인 레보타이록신을 사용한다. 갑상샘호르몬 약은 임신이나 수유 중에도 사용 가능한 안전한 약물이다.

갑상샘항진증

갑상샘호르몬이 너무 많이 만들어지는 갑상샘항진증이 발생하면 갑상샘저하증과 반대 증상이 나타난다. 추위 대신 더위를 타고, 체중이 느는 대신 살이 자꾸 빠진다. 심장 박동이 빨라지고 불규칙해지며, 손발이 떨린다. 매사에 예민해지고 짜증이 늘며, 기력은 늘 달리고 밤에는 쉬이 잠을 이루지 못한다. 머리카락은 가늘어지고 뚝뚝 끊기기도 한다. 피부는 얇아지는 것 같고 생리의 양이 줄거나 날짜가 드문드문해진다.

반면 장운동은 그 어느 때보다 활발해 화장실에 자주 들락거린다. 초기에는 활력이 넘치는 것 같아 정력적으로 일하지만, 뒤로 갈수록 밀려오는 피로감을 감당할 수 없게 된다. 드물게는 안구돌출증이 나타나기도 하는데, 이는 안구 뒤쪽이 부어올라서 안구를 앞쪽으로 밀어내기 때문에 눈이 점점 튀어나오는 증상이다.

갑상샘항진증의 대표적인 질환은 자가면역항체에 의해 유발되는 '그레이브스병'이다. 그레이브스병은 뇌하수체의 갑상샘자극호르몬과 같은 작용을 하는 항체인 갑상샘자극면역글로불린thyroid stimulating immunoglobulin, TSI을 생산한다. TSI의 끊임없는 자극으로 갑상샘 세포는 호르몬을 과다 생산하게 된다. 이 병은 유전되는 경우가 많고, 남성보다 여성에게 더 흔하다.

갑상샘항진증 치료에는 약물 치료, 방사성 요오드 치료, 수술 치료 등 세 가지 방법을 사용한다. 대부분 약물 치료를 먼저 시행하며, 갑상샘호르몬 합성을 억제하는 약물을 주로 사용한다. 약물 치료는 보통 24개월 이상 꾸준한 약물 복용이 필요하다. 약물로 잘 조절되지 않거나 부작용이 생기면 방사성 요오드 치료나 수술 요법을 사용할 수 있다. 이런 경우에는 대부분 갑상샘 기능 저하가 초래되므로 갑상샘호르몬제 복용이 필요하다.

8
성호르몬

\+

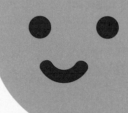

여자를 여자답게
남자를 남자답게

남자와 여자는 여러 면에서 차이가 있다. 좋아하는 색이나 놀이도 다르고 공격성이나 경쟁심에도 차이를 보인다. 남녀 모두 사춘기가 되면 성적 호기심이 증가하지만, 남자에게서 훨씬 크게 나타난다.

여성호르몬과 남성호르몬

이러한 남녀 차이를 만드는 데 크게 이바지하는 호르몬이 여성의 생식샘인 난소에서 만드는 여성호르몬 '에스트로겐'과 '프로게스테론' 그리고 남성의 생식샘인 고환에서 만들어지는 남성호르몬 '테스토스테론'이다.

하지만 여성호르몬이라고 해서 여성에게만 있는 것은

아니고 남성호르몬이라고 해서 남성에게만 있는 것은 아니다. 실제로 여성호르몬은 남성호르몬에서 만들어진다.

에스트로겐은 여성의 아름다움과 젊음을 지켜주는 수호신 같은 호르몬으로 생리, 임신, 출산에 큰 영향을 미친다. 에스트로겐 덕분에 여성은 부드럽고 고운 피부, 찰랑찰랑 윤기 있는 머릿결과 곡선미가 드러나는 체형을 가지게 된다.

에스트로겐은 여성의 건강 유지에 꼭 필요한 호르몬으로 혈관의 탄력을 유지하고, 좋은 콜레스테롤은 높이고, 나쁜 콜레스테롤은 낮춰 동맥경화를 예방한다. 또 뼈 손실을 방지해 뼈 건강을 유지하며, 기억력을 좋게 하여 인지 기능에도 도움이 된다. 에스트로겐 덕분에 20~40세의 여성은 남성보다 고혈압과 당뇨병에 덜 걸린다. 즉 에스트로겐은 임신과 출산을 할 수 있는 동안 여성을 각종 질병으로부터 보호하는 것이다.

프로게스테론은 에스트로겐의 그늘에 가린 2인자처럼 덜 알려졌지만, 여성에게 대단히 중요한 역할을 하는 호르몬이다. 임신을 유지하는 데 도움을 주어 엄마가 되도록 하기 때문이다. 에스트로겐은 자궁내막을 두껍게 하고 프로게스테론은 그 자궁내막을 적절하게 유지해 수정란이 잘 착상해 자라게 만든다. 체온을 높이기도 하고 부종, 변비, 피부 문제 등을 유발하기도 한다.

'테스토스테론' 하면 생각나는 단어는 무엇일까? 아마도 많은 사람이 근육질, 단호함, 단단함, 대담함, 공격성 같은 남성적인 단어를 떠올릴 것이다. 남성의 생식샘인 고환에서 만들어지는 테스토스테론은 정자 형성을 촉진하고 이차 성징을 일으키는 역할을 한다. 근육 형성에 중요한 단백질 대사를 조절해 근육을 단련하는 데 중요한 호르몬이다. 일부 운동선수들은 남성호르몬의 힘을 빌려 근육을 늘리고 운동 능력을 키워 도핑 검사에서 발각되는 사례도 있다. 또 뼈를 튼튼하게 하고 적혈구 형성에 중요한 역할을 담당하며 체지방 비율을 감소시킨다.

여성호르몬의 변화로 살펴본
여자의 일생

오스트리아 출신의 상징주의 화가 구스타프 클림트는 신비롭고 에로틱한 여성의 모습을 주제로 많은 작품을 남겼다. 클림트의 1905년 작품 〈여인의 세 단계〉에는 시간과 함께 변해가는 여성의 모습이 잘 그려져 있다. 어린아이를 안고 있는 뽀얀 살결의 젊은 여인 옆에는 등이 굽어 아마도 골다공증을 앓고 있는 듯한 할머니의 모습이 보인다. 이러한 모습의 변화와 관련 있는 것이 바로 사춘기에서 갱년기까지 여성의 40여 년을 함께하는 여성호르몬이다.

에스트로겐과 프로게스테론

생리, 임신, 출산과 관련 있는 두 가지 여성호르몬은 난소에서 만들어 분비하는 에스트로겐과 프로게스테론이다. 고운 피부와 여성스러움을 상징하는 여성호르몬은 늘 일정하게 분비되는 것이 아니라 생리주기를 따라 매월 증가하거나 감소한다. 여성호르몬 분비는 나이와 함께 변화하는데, 초경 무렵부터 분비가 급격히 증가하기 시작해 20대에 정점을 찍은 뒤 갱년기에 들어 계속 감소하다가 완전히 멈춰 폐경을 맞는다.

소녀에서 여자로, 사춘기

어린이가 성인이 되는 과정의 중간 단계인 사춘기는 일생 중 가장 빠르게 성장하는 시기이다. 여자는 남자보다 약 2년 정도 빠른 만 11.5세부터 사춘기가 시작된다.

사춘기는 뇌의 영향을 받아 호르몬에 의해 시작되는데, 시상하부가 만드는 생식샘자극호르몬방출호르몬은 뇌하수체 전엽에서 황체형성호르몬 생성을 자극한다. 황체형성호르몬은 난소 활동을 시작하는 신호를 보내 에스트로겐과 프로게스테론 분비가 증가해 이차 성징이 나타난다. 어린 소녀에서 성숙한 여자로 변화하는 과정에 들어서는 것이다. 7~8세쯤부터 조금씩 증가하던 여성호르몬 분비량은 꾸준히 증가해 20세 전후에 최고조에 달한다. 사춘기에는 신체 골격, 외모, 심리 상태까지 큰 변화를 보인다. 가슴이 부풀고 골반이 커지고 생리를 하는 것 등은 여성호르몬이 활발히 작용하고 있다는 증거이다. 하지만 자궁은 아직 충분히 크게 자라지 않았고 생리주기와 배란일은 불규칙하다.

급속한 신체의 변화 외에도 성격이 변하거나 감정의 기복이 심한 경우가 많다. 반항을 자주 하고 걸핏하면 미운 짓을 골라서 하는 것처럼 보이기도 한다. 이 같은 현상은 호르몬의 변화 외에 뇌의 변화와도 관련이 있다.

사춘기의 뇌는 즉각적이고 강렬한 감정을 처리하는 편도체의 발달이 두드러지지만, 감정 반응을 조절하고 인지적 사고를 담당하는 전전두엽 피질이 상대적으로 천천히 발달하는 등 영역 간 발달의 불균형을 보인다. 사춘기 시기에 감정과 본능에 민감하고, 쉽게 상처받는 것도 이 불균형 때문이라고 할 수 있다. 부모님이나 친구가 던진 별것도 아닌 말에 갑자기 울음을 터뜨리거나 벌컥 화를 내는 것을 사춘기 청소년에게서는 흔히 볼 수 있다.

감정의 기복

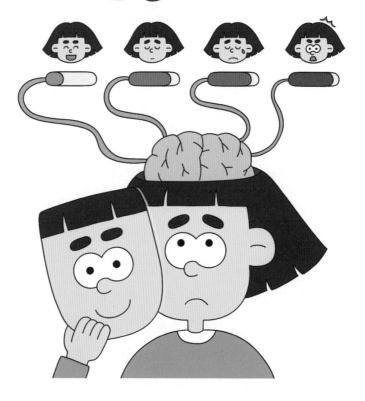

여성호르몬의 황금기, 성 성숙기

여성호르몬 분비는 20대가 되면 최고조에 달해 여성호르몬의 황금기인 성 성숙기에 접어든다. 안정된 생리주기와 배란을 보이고, 임신과 출산에 적합한 신체 환경이 약 20여 년 동안 지속된다.

여성호르몬은 몸을 임신할 수 있게 만든 뒤, 난자와 정자가 만나 수정되면 출산할 때까지 임신 상태를 유지하고, 아이가 생기지 않으면 생리를 통해 새로운 주기를 시작하게 한다. 평균 5일간 지속되고 통상 음력의 한 달에 해당하는 28일을 한 주기로 반복되는 생리는 여성 몸속의 내분비계와 생식계가 잘 작동하고 있는지를 나타내는 지표라고 할 수 있다.

난포기, 배란기, 황체기의 3단계로 이루어진 생리주기는 뇌하수체에서 분비되는 난포자극호르몬과 황체형성호르몬 그리고 난소의 에스트로겐과 프로게스테론 같은 여러 호르몬이 복잡하게 상호작용해 조절한다.

두꺼워진 자궁내막 최상층이 무너져 떨어지는 출혈로 시작하는 난포기는 생리주기의 첫 번째 날이다. 난포자극

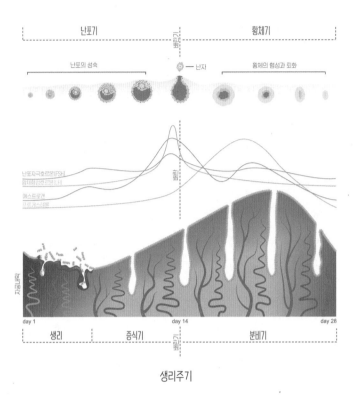

난포기 | 배란기 | 황체기

난포의 성숙 | 난자 | 황체의 형성과 퇴화

난포자극호르몬(FSH)
황체형성호르몬(LH)
에스트로겐
프로게스테론

호르몬

자궁내막

day 1 | day 14 | day 28

생리 | 증식기 | 배란기 | 분비기

생리주기

호르몬이 약간 증가하며 난소에 있는 10여 개의 원시난포가 자라는데, 이 중 하나만 선택되어 계속 자라고 나머지는 퇴화한다. 선택된 하나의 난포는 에스트로겐을 생성·분비하고, 증가한 에스트로겐은 자궁내막의 증식을 준비하고 황체형성호르몬의 급증을 자극한다. 에스트로겐 수치는 점차 증가해 배란이 일어나기 직전 최고조에 달한다.

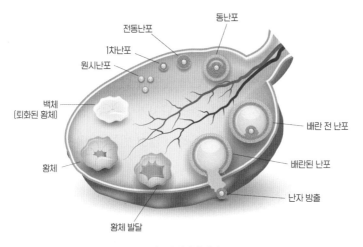

전동난포
동난포
1차난포
원시난포
백체
[퇴화된 황체]
배란 전 난포
배란된 난포
황체
난자 방출
황체 발달

난포의 발달과 배란

배란기는 황체형성호르몬 급증과 함께 시작되는데, 이 호르몬이 배란^{난자의 방출}을 자극한다. 배란기는 난자 방출과 함께 끝나며, 난자는 방출 후 12시간 동안만 수정할 수 있다. 배란기 동안 에스트로겐 수치는 감소하고 프로게스테론 분비가 증가하기 시작한다.

배란 후에는 황체기에 들어선다. 파열된 난포는 난자를 방출한 후 닫히고 황체를 형성한다. 황체에서는 다량의 프로게스테론과 소량의 에스트로겐을 만든다. 프로게스테론과 에스트로겐은 수정 가능성을 높이기 위해 자궁내막을 더 두껍게 만든다. 수정이 일어나지 않으면 황체는 퇴화하고 프로게스테론과 에스트로겐 분비량은 뚝 떨어진다. 자궁내막 맨 위층이 떨어지면서 출혈이 발생하고 새로운 생리주기가 다시 시작된다. 만약 난자가 정자를 만나 수정되면 황체는 임신 초기에 퇴화하지 않고 기능을 계속한다.

인생 제2막, 갱년기

중년 여성은 나이가 들어가면서 얼굴, 피부, 건강으로 나타나는 신체 변화를 실감한다. 지나온 날들에 대해 서글픔과 서운함을 느끼면서 한없는 우울감에 빠지기도 한다. 감정의 기복도 심해진다. 여성 인생의 제2막 갱년기가 도래한 것이다. 난소에서 만들어지는 에스트로겐과 프로게스테론의 양이 급격하게 줄어들어 몸에서는 여러 가지 달갑지 않은 신체적, 정서적 변화가 시작된다. 갱년기는 생리가 완전히 끊기는 폐경을 포함해 약 10여 년 동안 지속된다.

폐경이 가까워지면 여성에게는 다양한 증상이 나타난다. 전혀 증상이 없는 경우도 있지만, 증상이 매우 심해 생활에 지장을 주는 경우도 있다. 생리주기가 불규칙하게 변화하

고, 얼굴이나 목 등에 열감을 느끼는 안면 홍조, 수면 장애,
피로, 불안, 기분 저하, 스트레스, 성욕 감퇴 등의 증상이 나
타난다.

갱년기 증상은 대부분 시간이 지나면 자연히 사라진다.
증상이 심한 경우 에스트로겐을 이용한 호르몬 치료가 도
움이 될 수 있다. 그러나 장기적인 안전성과 부작용 등 논
란의 여지가 많으므로 신중하게 치료해야 한다.

생리통과
환경호르몬

가임기 여성의 절반 이상이 경험할 정도로 흔한 증상인 생리통은 가벼운 통증부터 심한 통증까지 다양하게 나타나는데 상상을 초월할 정도로 통증이 극심해 일상생활에 지장을 겪는 경우도 있다.

생리통은 대개 자궁내막에서 생성하는 화학물질인 '프로스타글란딘'과 관련이 있다. 프로스타글란딘이 지나치게 증가하면 자궁 근육과 혈관의 고통스러운 수축을 유발하기 때문이다. 생리주기 중 자궁내막을 두껍게 만드는 호르몬인 에스트로겐 수치가 과도하게 높아지면 자궁내막의 두께가 필요 이상으로 두꺼워진다. 이로 인해 프로스타글란딘이 더 많이 분비되고 생리통이 더 심해질 수 있다.

환경호르몬이 생리통의 원인?

우리 주변에서 흔히 접하는 환경호르몬이라 불리는 화학물질이 생리통과 밀접한 관련이 있을 수도 있다. 환경호르몬은 말만 호르몬이지 우리 몸에서 자연스럽게 만들어지는 것이 아니다. 각종 산업 활동으로 만들어진 화학물질이 우리 몸속에 흡수되어 호르몬과 비슷한 역할을 한다.

문제는 이들 화학물질이 우리 몸의 정상적인 호르몬 작용을 방해하고 자손에게까지 부정적인 영향을 끼친다는 데 있다. 환경호르몬의 정식 명칭은 '내분비계 교란 물질'이다. 환경호르몬이라는 명칭은 1997년 일본의 한 방송 프로그램에서 이름 붙인 것으로 우리나라에서도 사용되고 있는데, 한마디로 자의적인 일본식 용어인 셈이다.

일부 환경호르몬은 여성의 몸속에서 에스트로겐과 유사한 작용을 한다. 그 결과 생리주기 중 에스트로겐의 작용이 과도해져 자궁내막이 지나치게 두꺼워진다. 생리 기간 중 지나치게 많은 양의 혈액과 자궁내막층이 떨어지면서 그만큼 프로스타글란딘이 많이 만들어져 극심한 통증을 느끼게 된다. 내분비계 교란 물질은 자궁내막증 같은 부인과 질환을 유발하는 원인이 되기도 한다. 자궁내막증의 가장 흔한 증상인 골반 통증은 생리통과 함께 나타나기 때문에 생리통으로 오인해 치료 시기를 놓치는 경우가 많다.

우리 주변에서 흔히 접하는 환경호르몬

환경호르몬은 다양한 곳에서 발견된다. 뜨거운 음료가 담긴 종이컵, 빵이나 과자 같은 가공식품, 편의점 도시락, 화장품, 플라스틱 용기, 생수가 담긴 플라스틱병, 눌어붙지 않도록 불소수지를 코팅한 프라이팬, 청소용 화학물질, 주방용품, 물건을 사고 받은 영수증, 미세먼지 등등 우리의 생활환경 속에는 셀 수 없이 많은 환경호르몬 위험 요소가 존재한다.

① 비스페놀 A(bisphenol A, BPA)

비스페놀A는 당뇨병, 심혈관 질환, 간 장애의 위험 인자로 알려져 있다. 비스페놀A는 에스트로겐 수용체에 결합해 에스트로겐과 유사한 작용을 나타낼 수 있다. 실제로 비스페놀A에 노출된 여성은 에스트로겐 수치가 증가했다. 아울

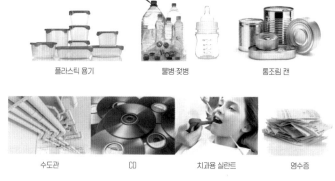

플라스틱 용기   물병 젖병   통조림 캔

수도관   CD   치과용 실란트   영수증

비스페놀 A가 함유될 가능성이 큰 생활용품

러 생리주기에 부정적인 영향을 미쳤고 다낭성난소증후군 발생 위험이 증가했다.

비스페놀A는 통조림 캔의 안쪽을 코팅하는 합성수지 성분에 포함되는 환경호르몬으로 플라스틱을 단단하고 투명하게 만들어 준다. 캔이나 폴리카보네이트 플라스틱병에서 흘러나온 비스페놀A는 음식이나 음료와 함께 우리 몸에 흡수된다. 하버드 공중보건대학 연구팀은 야채 통조림 수프를 매일 1캔씩 5일간 섭취하는 실험을 진행했다. 매일 수프를 먹기 전과 후에 소변을 채취해 성분을 분석한 결과, 5일째 되는 날 소변의 비스페놀A 농도는 평소의 10배나 되었다. 그러나 직접 조리한 수프를 먹은 그룹에서는 비스페놀A 농도의 변화를 관찰할 수 없었다.

비스페놀A는 물건을 사고 받은 영수증을 통해서도 우리 몸에 흡수된다. 영수증 감열지에 비스페놀A가 코팅되어 있기 때문인데, 손가락 피부를 통해 혈관으로 흡수된다. 하버드 연구팀이 쇼핑 후 받은 영수증을 2시간 동안 손에 들고 있는 실험을 진행한 결과, 장갑을 낀 채 영수증을 들고 있었던 사람들은 소변 내 비스페놀A 농도의 변화가 나타나지 않았지만, 맨손으로 영수증을 들고 있었던 사람들은 4~12시간에 걸쳐서 소변의 비스페놀A 농도가 5배 정도 증가했다.

② 프탈레이트

프탈레이트는 플라스틱을 부드럽고 유연하게 만드는 가소제로 사용된다. 샤워 커튼이나 비닐 우비가 잘 갈라지거나 깨지지 않는 것은 프탈레이트 덕분이다. 프탈레이트는 제조업에서 사용하지 않는 곳이 거의 없을 정도로 약방에 감초 같은 존재이다. 알약이나 영양보충제의 코팅, 샴푸, 화장품, 향수, 개인 위생용품, 플라스틱 생활용품, 아동용 플

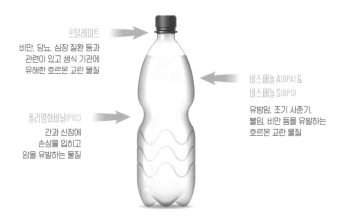

프탈레이트
비만, 당뇨, 심장 질환 등과
관련이 있고 생식 기관에
유해한 호르몬 교란 물질

비스페놀 A(BPA) &
비스페놀 S(BPS)

유방암, 조기 사춘기,
불임, 비만 등을 유발하는
호르몬 교란 물질

폴리염화비닐(PVC)
간과 신장에
손상을 입히고
암을 유발하는 물질

플라스틱에 포함될 가능성이 있는 환경호르몬

라스틱 장난감 등에 널리 쓰인다.

문제는 프탈레이트가 플라스틱 분자에 가만히 달라붙어 있지 않고 열을 받으면 떨어져 나올 수 있다는 것이다. 한여름 야외 주차장에 온종일 세워진 차를 생각해 보자. 아침에 놓아둔 생수병 안에는 저녁 무렵 프탈레이트가 둥둥 떠다닐 것이다.

가장 조심해야 할 것은 음식이다. 프탈레이트는 지방 분자와 매우 친하다. 우유, 버터, 치즈, 고기, 패스트푸드 등에 포함될 가능성이 크다. 조지워싱턴대학교의 2016년 보고

서에 따르면 패스트푸드를 많이 먹으면 체내 프탈레이트 농도가 증가한다.

프탈레이트의 효과에 대해서는 아직 밝혀져야 할 것이 많지만, 체내에서 에스트로겐과 비슷한 작용으로 여러 여성질환이나 생리주기 교란 등과 관련이 있을 것으로 추정된다. 동물실험에서 자궁내막증이 있는 그룹의 프탈레이트 혈중 농도는 정상 그룹보다 더 높은 것으로 나타났다. 하지만 체내에 흡수된 프탈레이트는 다양한 여러 대사물질로 분해되므로 각각의 성분이 미치는 정확한 영향을 알아내기가 어렵다.

③ 살충제 DDT

스위스의 과학자 파울 헤르만 뮐러가 1939년에 발견한 기적의 살충제 DDT는 강력하고 오래가는 살충력을 자랑했다. DDT는 말라리아와 발진티푸스 등을 막기 위해 광범위하게 살포되어 많은 사람의 목숨을 구했고, 뮐러는 그 공로를 인정받아 1948년 노벨상을 받았다.

하지만 DDT는 해충뿐만 아니라 이로운 곤충까지 죽였고, 새와 물고기에게까지 영향을 미쳤다. DDT는 먹이 사슬을 거칠수록 생체 내에 축적되었는데 특히 지방조직에 많이 쌓인다.

에스트로겐의 성질을 가지는 DDT는 체내에서 에스트로겐 수용체에 결합해 에스트로겐과 비슷한 작용을 한다. DDT는 내분비계를 교란해 대사질환의 위험성을 높이고 여성의 생리와 생식 능력, 임신에도 부정적인 영향을 미친다. 뿐만 아니라 영유아 성장과 갑상샘 기능을 저해하고 암 발생 확률을 증가시킨다.

이런 이유로 1972년 미국, 1979년 우리나라, 1997년 멕시코 등에서 DDT 사용이 전면 금지되었다. 그런데 우리나라에서 DDT 사용이 금지된 지 38년이 지난 2017년 경북의 한 친환경 달걀 농장에서 생산된 달걀에서 DDT가 검출되었다. DDT는 토양 내 반감기가 15~30년에 달할 정도로 매우 길기 때문이다. 미국에서는 DDT 사용이 금지된 이후로도 임신한 여성의 소변에서 DDT의 대사물인 DDE가 발견되기도 했다.

④ 제초제 글리포세이트

유전자 변형 작물genetically modified organism, GMO의 세계

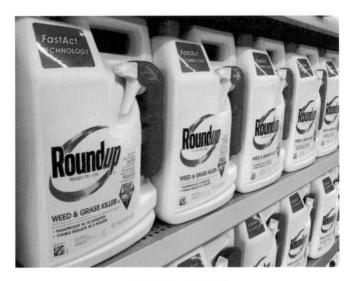
몬산토의 제초제 '라운드업'

적인 강자 몬산토의 주력 상품은 '라운드업'이라는 제초제
와 라운드업 제초제에 저항성을 보이는 GMO 종자인 '라
운드업 레디'이다. 미국을 비롯한 전 세계 제초제 시장에서
가장 많이 팔리는 제품인 라운드업의 성분은 글리포세이트
이다. 우리나라에서도 널리 사용되는 글리포세이트는 라운
드업 레디 씨앗에서 싹튼 곡식은 죽이지 않지만 다른 잡초
는 죽인다고 알려져 있다.

유방암 세포를 이용한 연구에서 글리포세이트는 세포

표면의 에스트로겐 수용체에 결합해 암세포의 증식을 유발했다. 즉 인체 내에서 에스트로겐처럼 행동할 가능성이 있는 환경호르몬이다. 이에 2015년 WHO 산하 국제암연구기관은 글리포세이트를 인체 발암성이 유력하게 의심되는 물질로 지정했다. 그러나 미국환경보호청과 유럽식품안전청은 글리포세이트가 사람에게 암을 유발할 가능성이 없다고 발표해 의견이 엇갈리고 있다.

글리포세이트의 인체 유해성은 아직은 확실하지 않다하더라도 안심할 단계는 아니다. 현시점에서 최선의 대책은 가능한 한 글리포세이트를 비롯한 환경호르몬에 노출되는 것을 줄이는 것이다.

환경호르몬을 피하려면

사실 우리 주변에 널려 있는 환경호르몬의 영향에서 완전히 벗어나기란 불가능에 가깝다. 우리는 살면서 의식하지 못하는 사이에 화학물질에 일상적으로 노출되는 경우가 많다. 다는 아니지만 비누, 샴푸, 생리대, 화장품, 방향제 등일부 제품에서 내분비계 교란 물질이 발견되므로 여성들은 특히 피하기 어렵다.

그러나 생활 속에서 환경호르몬의 영향을 최소화하려는 노력은 필요하다. 친환경 제품을 사용하고, 채소 위주의 유기농 식사를 하고, 폴리카보네이트 소재의 플라스틱병이나 용기 사용은 금하는 것이 좋다. 일회용 생리대 대신 면 생리대나 유기농 생리대를 사용하는 것도 도움이 된다.

환경호르몬이 포함된 다양한 물건에 자주 접촉할 수밖에 없는 손을 자주 씻고, 물을 많이 마시고, 규칙적인 운동을 하는 것도 환경호르몬 배출에 도움이 된다. 여성 건강의 이상 신호인 지나친 생리통을 무조건 참거나 진통제만으로 다스릴 것이 아니라 호르몬 균형을 회복하려는 노력을 통해 근본적으로 치료할 필요가 있다.

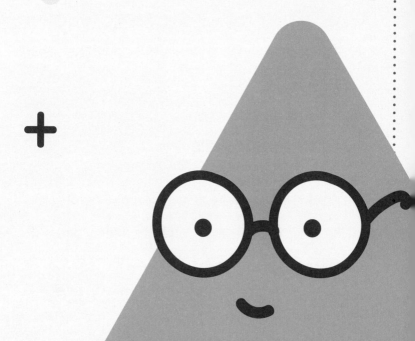

9

우리가 스마트폰에
열광하는
호르몬적 이유

우리의 보상 경로를 장악하는 스마트폰

아침에 눈을 뜨는 순간부터 밤에 잠들 때까지 곁을 떠나지 않는 스마트폰은 우리의 분신이다. 전화 통화, 길 찾기, SNS, 음악 감상, 영화 보기, 쇼핑, 은행 업무, 인터넷 강의 수강 등 스마트폰으로 할 수 없는 일은 거의 없는 초연결 시대가 되었다.

높아지는 스마트폰 의존도

특히 코로나19 팬데믹 이후 집에 머무는 시간이 늘어나고, 재택근무나 원격수업이 널리 활용되면서 스마트폰은 우리와 한층 더 가까워졌다. 안데르스 한센이 쓴 《인스타 브레인》에 따르면 우리는 하루에 2,600번 이상 스마트폰을 만지고, 깨어 있는 동안 평균 10분에 한 번씩 스마트폰을 들여다본다. 우리나라 사람들은 하루 평균 5.2시간 정도 스마트폰을 사용해 세계에서 세 번째로 스마트폰을 오래 사용하는 것으로 나타났다.

우리나라 국민의 2/3 정도는 스마트폰이 없으면 일상생활에 불편함을 느끼는데, 특히 20대에서는 그 비율이 73%를 넘었다. 또한 2013년 11.8%였던 스마트폰 과의존 위험군은 2021년에는 24.2% 유아동 28.4%, 청소년 37.0%, 성인 23.3%, 고령층 17.5% 수준에 달했고 매년 높아지는 추세이다.

우리의 엔진, 도파민

우리가 스마트폰에 열광하는 이유는 바로 도파민 때문이다. 안데르스 한센은 행복 호르몬으로 알려진 도파민을 우리의 '엔진'으로 표현한다. 뇌 보상 경로의 핵심적인 물질 도파민은 우리가 어디에 집중해야 하는지 알려주는 역할을 한다는 것이다. 음식 섭취, 짝짓기, 타인과의 교류 같은 생존에 필수적인 일은 보상 경로를 자극해 도파민을 높인다.

우리의 뇌는 도파민 분비를 유발하는 일을 할 때마다 그 패턴을 감지한다. 쾌락이라는 보상을 얻을 수 있는 특정 행동을 계속해서 수행하면 우리의 신경 회로에 패턴이 새겨진다. 하지만 도파민은 오래 머물지 않고 순식간에 효과가 사라지므로 뇌는 가능한 한 빨리 그 느낌을 되찾으려 노력하게 된다. 보상을 정기적으로 원하는 것이다.

스마트폰도 보상 경로를 자극해 도파민을 높인다. 그래서 그런지 우리는 공부를 하다가도 SNS 메시지가 오면 스마트폰을 열어보고 싶은 강한 충동을 느낀다. 뇌는 스마트폰과 도파민을 연관짓기 시작했고, 도파민의 보상을 얻기 위한 손쉬운 수단인 스마트폰 사용을 갈망하고 그것이 습관화되는 것이다.

스마트폰은 우리를 다른 세계와 연결하는 통로다. 우리는 주변 사람들과 카카오톡 메시지를 주고받고, 인스타그램에 사진을 올리고, 페이스북에 글을 포스팅하며 보낸다. 이런 활동은 다른 사람과 연결되고픈 인간의 기본적 욕구와 관련되어 있다. 인간은 진화 과정에서 생존 가능성을 높이기 위해 서로서로 의존하는 성향을 발전시켜 왔다. 타인과 밀접한 관계를 맺고 그것을 유지하고자 하는 욕구는 마치 배고픔과 목마름이 신체적 건강에 영향을 미치는 것만큼이나 강한 것이었다.

메시지나 SNS 등을 통해 스마트폰으로 받는 알림은 보상 경로를 활성화해 도파민 분비를 높인다. 스마트폰은 우리 삶의 가장 기본적 욕구 중 하나인 인간관계, 즉 사람 간의 소통을 제공하는 도구인 셈이다.

우리는 앞날을 예측하기 힘들 때 스트레스를 많이 받지만 불확실성은 동시에 보상 경로를 자극할 수도 있다. 도박판에 앉아 있는 사람은 일확천금이라는 불확실한 결과가 주는 어마어마한 보상 때문에 다시 판돈을 건다. "이번에는 딸 수도 있겠지? 한 번 더 거는 거야!"라고 말하면서 슬롯머신의 레버를 당기거나 포커판에 돈을 거는 것이다.

SNS에 글, 사진, 영상 등을 올렸다고 생각해 보자. 콘텐츠를 올리고 시간이 얼마 지나지 않아 조회 수가 어떻게 되는지 궁금해진다. 댓글은 얼마나 달렸는지, '좋아요'는 몇 개나 늘었는지도 확인하고 싶어진다. 그럴 때마다 우리는 스마트폰을 집어 든다. 하지만 누군가가 '좋아요' 버튼을 눌렀다고 해서 그것이 바로 우리에게 전해지지는 않는다. SNS 업체는 우리의 보상 경로가 최대로 활성화될 때까지 기다리게 만든다. 불확실한 순간을 최대한 연장하는 것이다. 그때마다 우리 뇌에서는 혹시나 하는 마음에 도파민이 분비되고 중요한 문서 작업을 하다가도 스마트폰을 열어 보고 싶다는 강렬한 욕망에 사로잡히게 된다.

이용자들은 이런 현상에 중독되어 더 많은 '좋아요'와 댓글을 얻기 위해 자신의 SNS에 끊임없이 사진과 글을 올린다. 이용자들이 많이 사용하면 할수록 SNS를 운영하는 사업자는 더 많은 수익을 올리게 된다. 그들은 심리학자, 신경과학자 및 사회과학자 등 전문가들의 도움을 받아 우리 뇌에서 도파민 분비를 계속해서 유지할 수 있는 중독성 강한 제품을 만들고 있다.

브레인 해킹

스마트폰 앱은 인간의 소통 욕구와 호기심을 자극해 중독이나 집착을 유도한다. 앱 개발자들은 개발 단계부터 앱에 중독 디자인이 포함되도록 기획한다. 스마트폰 개발 업계에서는 '앱 중독' 혹은 '중독 디자인'이란 용어보다는 '브레인 해킹brain-hacking'이라는 용어를 사용한다. 브레인 해

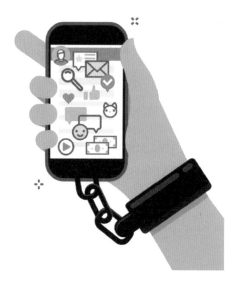

중독을 유도하는 스마트폰 앱

킹이란 사람의 머리를 조작한다는 의미로, 어떤 앱을 자꾸 사용하도록 앱을 설계한다는 뜻이다.

스마트폰 앱은 개발 단계에서부터 생물학적으로 인체의 호르몬 대사에까지 간여하도록 설계된다. 우리의 조바심 혹은 본능적 불안감 해소 심리에 스마트폰 앱 설계가 편승하는 것이다.

스마트폰을 사용하지 않고 내버려 두면 일종의 불안감을 느끼는 경우가 있는데, 이 불안감은 뇌에 신호를 주어 코르티솔 분비를 일으킨다. 카카오톡 같은 SNS는 조바심과 불안감을 유도하는 데 아주 탁월한 도구이다. 누구에겐가 카카오톡을 보냈다고 생각해 보자. 내가 보낸 메시지를 상대방이 확인했는지 궁금하고 조바심이 난다. 확인했으면 언제 답장할지도 궁금하고, 답장의 내용은 무엇인지도 궁금하다. 상대방에게 답장이 오면 다시 답장을 보내기 위해 우리는 또 스마트폰을 열어 보게 된다. 스마트폰이 손에서 떨어질 틈이 없게 되는 셈이다.

스마트폰으로 인한 스트레스

우리 생활에 필수인 스마트폰이지만 이로 인한 스트레스를 호소하는 사람들이 많아지고 있다. 최근 연구 결과에 따르면 스마트폰 사용이 수면, 자존감, 대인 관계, 기억력, 주의력, 정신 건강, 생산성, 문제 해결 및 의사 결정 능력을 방해할 수도 있다는 증거가 늘었다. 심지어 스마트폰이 손이 닿는 곳에 있는 것만으로도 인지 능력이 감소할 수 있다고 한다. 또 스마트폰 사용은 스트레스 호르몬인 코르티솔 수치를 지속해서 증가시켜 수명을 단축할 우려마저 있다.

코르티솔은 우리가 스트레스를 받을 때 부신피질에서 분비되는 호르몬으로, 혈당 수치를 높이고 면역 체계를 억제해 우리 몸을 높은 경계 상태로 유지하게 한다. 이러한 작용은 신속하게 해결되는 즉각적인 물리적 위협을 처리할 때 매우 유용하다. 하지만 밤낮없이 계속되는 정신적 스트레스 등에 직면했을 때 만성적으로 상승한 코르티솔 수치는 우리의 건강에 매우 나쁘다. 우울증, 비만, 대사증후군, 제2형 당뇨병, 불임, 고혈압, 심장 마비, 치매 및 뇌졸중 등을 비롯한 여러 질환의 발병 위험이 증가하고 조기 사망으로 이어질 수 있다.

스마트폰 사용 시간이 많을수록 코르티솔 각성 반응이 더 많이 증가한다. 코르티솔 각성 반응은 잠에서 깬 후 약 30분 정도에 발생하는 코르티솔의 자연적인 급증을 말하는데, 이 현상은 하루의 요구 사항에 대비하기 위한 정상적인 반응이다. 하지만 코르티솔 각성 반응이 너무 높거나 낮은 경우에는 신체적, 정신적으로 해로운 영향을 미치게 된다.

스마트폰으로 인한 스트레스는 즉각적으로 우리의 생명을 위협할 수도 있다. 코르티솔 수치가 높아지면 뇌의 전전두엽 피질이 손상될 수 있기 때문이다. 전전두엽은 의사 결정과 합리적인 사고에 중요한 뇌 영역으로, 우리가 어리석은 일을 하지 않도록 돕는 역할을 한다.

전전두엽 피질의 손상은 자제력을 감소시키는데, 이것이

우리의 불안을 줄이고자 하는 강력한 욕구와 결합할 때 치
명적인 결과를 불러올 수 있다. 예를 들어 운전 중 문자 메
시지를 보내는 것처럼 순간적으로는 스트레스를 완화할 수
있지만, 교통사고와 같은 문제를 일으키게 만들기도 한다.

스마트폰을 효율적으로 사용하려면

스마트폰은 우리의 일상생활 속에 이미 깊숙이 들어와
버렸고, 스마트폰이 없는 세상은 상상하기 힘들게 되었다.
스마트폰은 우리에게 많은 편리함을 주지만, 시간을 많이
빼앗고 불필요한 스트레스를 주는 존재이기도 하다. 어떻
게 이용하느냐에 따라 우리는 스마트폰의 노예가 될 수도
있고, 스마트폰이 우리의 충직한 하인이 되기도 한다.

초연결사회인 현대 사회에서 스마트폰은 더 발전할 것
이고 우리 생활 속에 더 깊숙이 들어올 것이다. 주체적으로
스마트폰을 사용해 시간을 효율적으로 관리하고 일의 능률
을 높이는 사람이 될 것인지 아니면 스마트폰에 휘둘려 끌
려가는 사람이 될 것인지는 우리에게 달려 있다.

마치며

호르몬 균형으로
건강하고 행복하게

호르몬은 태어나는 순간부터 죽을 때까지 우리 몸의 모든
기능을 설계하고 조절하는 핵심 물질이다. 먹고 마시는 행
위, 수면 패턴, 스트레스에 대응하는 방식, 성욕, 행복과 불
안 등 우리의 정신적, 육체적, 정서적 건강은 호르몬 상태
에 의해 결정된다. 기본적으로 우리 몸은 건강에 필요한 여
러 호르몬을 정확히 생성하고 분비한다. 하지만 빠르게 바
뀌고 있는 우리의 식생활과 환경오염 그리고 스트레스는
호르몬 균형에 균열을 가져올 수 있다.

우리 몸의 모든 호르몬이 중요한 역할을 하지만 특히 우
리가 주목해야 할 호르몬은 스트레스 호르몬인 '코르티솔'
과 혈당 조절 호르몬인 '인슐린'이다. 일반적으로 코르티솔
과 인슐린이 먼저 불균형이 되기 쉬운데, 두 호르몬의 균형

이 무너지면 렙틴, 그렐린, 갑상샘호르몬, 도파민, 세로토닌, 에스트로겐, 프로게스테론, 테스토스테론 및 멜라토닌 등 다른 호르몬의 작용에 나쁜 영향을 미치기 때문이다.

원인 모를 수면 장애와 극심한 피로, 체중 변화, 기분 변화나 우울증, 만성 여드름, 잦은 소변과 갈증, 생리불순 등의 증상이 나타나면 호르몬 불균형을 의심해야 한다. 호르몬 수치는 아주 조금만 변하더라도 우리 몸에 큰 변화를 가져올 수 있다. 이를 해결하지 않고 그대로 두면 상황은 점점 악화되어 만성적인 문제가 된다.

호르몬은 혼자서만 작용하지 않는다. 에피네프린은 혼자일 때는 효과가 미미하지만, 갑상샘호르몬과 함께하면 가진 능력을 최대로 발휘한다. 에피네프린이 적절하게 작용하려면 갑상샘호르몬의 존재가 꼭 필요한 셈이다. 또 어떤 작용 하나를 조절하는 데는 여러 종류의 호르몬이 필요하다. 예를 들어 혈당 항상성 조절을 위해서는 췌장에서 만드는 인슐린과 글루카곤이 필요하다. 식사 후 혈당이 올라가면 인슐린이 분비되어 간과 다른 조직들이 포도당을 이용할 수 있게 해 준다. 혈당이 감소하면 인슐린 수치는 줄어들고 글루카곤의 분비가 증가해 혈당의 지나친 감소를 막

고 간으로부터의 포도당 분비를 늘려 혈당치를 정상 수준
으로 유지하게 한다.

이처럼 호르몬은 서로 협동하며 작용한다. 하나 더하기
하나는 둘보다 더 커질 수 있다. 정상적인 정자를 만들기
위해서는 테스토스테론과 난포자극호르몬이 함께해야 한
다. 모든 호르몬은 서로 긴밀하게 연결되어 있다.

호르몬은 우리 건강의 모든 측면에 관여한다. 우리 몸이
최적으로 기능하려면 호르몬의 양이 알맞게 만들어지고 적
절한 때 잘 분비되어야 한다. 호르몬 균형이 깨지면 비만,
당뇨병, 심장병 등 심각한 질환의 발생 가능성이 커진다.
질병은 발생하기 전에 예방하는 것이 좋고, 병이 생기더라
도 너무 늦지 않게 치료해야 한다. 적절한 때에 알맞은 방
법을 통해 호르몬 균형을 유지해야 폐경이나 노화 등의 증
상도 큰 문제 없이 넘어갈 수 있다.

영양가가 풍부한 식사, 규칙적이고 꾸준한 운동, 충분한
수면과 같은 일상에서 할 수 있는 행동으로 호르몬 균형을
잘 유지하면 건강한 삶을 살 수 있다. 미루지 말고 당장 실
천하자. 건강을 잘 유지하는 것은 공부나 시험, 다이어트보
다 우선시해야 할 중요한 일이다.